阅读图文之美 / 优享快乐生活

含章·图鉴系列

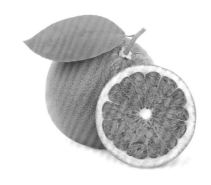

常见水果图鉴

于雅婷　主编

江苏凤凰科学技术出版社·南京

图书在版编目（CIP）数据

常见水果图鉴 / 于雅婷主编. — 南京：江苏凤凰
科学技术出版社，2017.4（2022.5 重印）
（含章·图鉴系列）
ISBN 978-7-5537-5608-0

Ⅰ.①常… Ⅱ.①于… Ⅲ.①水果 - 食物疗法 - 图集
Ⅳ.①R247.1-64

中国版本图书馆CIP数据核字(2015)第257675号

含章·图鉴系列

常见水果图鉴

主　　　编	于雅婷
责 任 编 辑	汤景清　祝　萍
责 任 校 对	仲　敏
责 任 监 制	方　晨

出 版 发 行	江苏凤凰科学技术出版社
出版社地址	南京市湖南路 1 号 A 楼，邮编：210009
出版社网址	http://www.pspress.cn
印　　　刷	天津丰富彩艺印刷有限公司

开　　　本	880 mm × 1 230 mm　1/32
印　　　张	6
插　　　页	1
字　　　数	230 000
版　　　次	2017年4月第1版
印　　　次	2022年5月第2次印刷

标 准 书 号	ISBN 978-7-5537-5608-0
定　　　价	39.80元

图书如有印装质量问题，可随时向我社印务部调换。

前言

　　水果在人们的膳食中占有很重要的地位，与人体的健康有着千丝万缕的联系，它的营养价值与蔬菜非常相似，是人体维生素、类胡萝卜素和矿物质的重要来源，并且对维持人体各种生理功能起着重要作用。水果与我们的关系如此密切，但是你真的了解它们吗？你知道你所食用的水果能为人体带来什么吗？

　　水果的种类非常丰富，大多数人对这些水果的名字也都不陌生，但是说到水果所含的营养物质及其对身体的帮助，知道的人却并不多。如今水果已经被当作生活的调剂品，人们更多的是贪恋水果所带来的酸、甜、涩等不同的味觉刺激，大家对水果的认知往往还停留在果实的味道上面，对于植株、花朵、花期和果期等信息却鲜有人知。其实水果不仅仅可以满足你的味蕾需求，仔细发现，它还能成为你生活的点缀，成为你的兴趣爱好。

　　《常见水果图鉴》将生活中常见的水果进行分门别类，分为浆果类、仁果类、柑橘类、核果类、草藤本类和其他类，并详细标注了水果的别名、习性、分布、图解、功效、品种鉴别等内容。图解部分采用高清彩色大图，详细描绘水果及其植株的部位特征，在营养分析部分介绍了水果的功效，及其可辅助治疗的病症，让你知道你适合吃哪种水果，你吃的水果有何种功效，进而可以更好地选择对自己有益的水果。

　　精美清晰的图片、详细的文字描述，使本书成为了解、鉴别常见水果最为全面、精确的工具书，让你全面了解生活中常见水果。

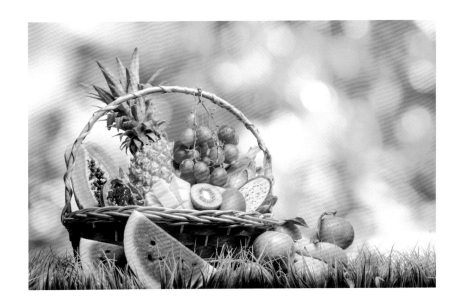

阅读导航

介绍水果的别名和科属，
增加读者对水果的认识。

别名：洋桃、三廉子
科属：酢浆草科，阳桃属

阳桃

树皮呈暗灰色，内皮淡黄色，干后茶褐色；叶子呈奇数羽状复叶，全缘，呈卵形或椭圆形，顶端渐尖，基部圆形；花由多朵组成聚伞花序或圆锥花序，粉红色或白色；浆果卵形至长椭球形，淡绿色或蜡黄色，有时带暗红色，浆果肉质，一般有5棱，横切面呈星芒状；种子黑褐色。

详细介绍水果所含的营养素及其主要功效。

◇ 营养分析：含有丰富的糖类、维生素C及有机酸，且果汁充沛，能迅速补充人体的水分。

◇ 习性：性喜高温多湿，较耐阴，忌冷，怕旱，怕风。

介绍了各种水果的分布地点，加深读者对水果的了解。

◇ 分布：福建、台湾、广东、海南、广西和云南等地。

叶片卵形或椭圆形，顶端渐尖

多朵组成聚伞花序或圆锥花序，粉红色或白色

果实呈五角星形

浆果卵形至长椭球形

淡绿色或蜡黄色，有时带暗红色

果期：7~12月 | 小贴士：阳桃无论食生果或饮汁，最好不要加冰食用

水果的选购、采摘、食用等一些实用方法。

○ 品种鉴别：

马来西亚甜阳桃
　　果形正、果色鲜黄、果棱厚、果心小、肉质爽脆化渣，可食率高，汁多清甜，有蜜香味，品质极优。

红种甜阳桃
　　广东潮安县优良地方品种。果形正，果棱厚，肉淡绿黄色，清甜多汁，果心中等，品质好。

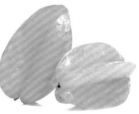

水晶蜜阳桃
　　又叫红阳桃，原产马来西亚，我国广东湛江栽培较多。果实较大，未成熟果皮有明显的水晶状果点，成熟果实金黄色，质地较硬，肉脆化渣，汁多，香甜可口，有蜜香，品质极优。

香蜜阳桃
　　原产马来西亚，当地称"沙登仔肥阳桃"。我国海南有较大面积栽培。果实充分成熟时黄色，单果重150~300克，汁多，味清甜，化渣，纤维少，果心小，种子少或无籽，可食率88%~96%。

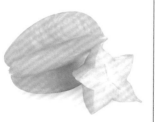

每种水果的不同品种，并配以高清美图，便于读者辨认。

目录

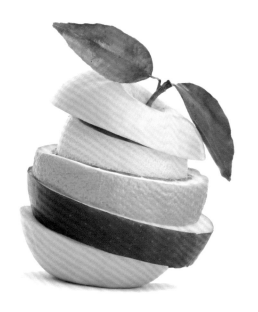

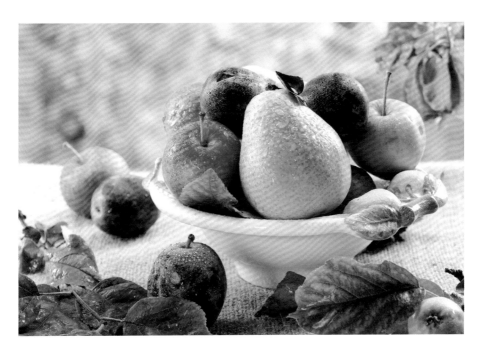

水果的主要营养成分

　　水果中富含维生素，其中维生素 C 的含量尤为突出，同时还含有较多的无机盐和微量元素，如钙、铁、锌和钾等，但所含的蛋白质较少。水果中所含的多种营养物质，对人体的生理功能都起着重要的作用。

维生素A

　　具有增强免疫力、促进肌肤细胞再生的作用，可以保持皮肤的弹性，减少皱纹，预防和治疗青春痘，并可保护眼睛，预防近视和夜盲症。富含维生素 A 的水果：橄榄、西瓜、橘子和桃等。

橘

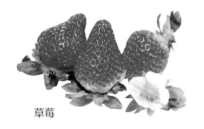

草莓

维生素C

　　可以增强身体抵抗力，预防感冒，消除疲劳，并可降低血液中胆固醇的含量，预防静脉血管中血栓的形成，还可以促进新陈代谢，保持皮肤亮白。富含维生素 C 的水果：猕猴桃、柠檬、木瓜、草莓、荔枝和柚子等。

维生素E

　　可以促进血液循环，降低胆固醇，防治血管硬化及血栓，预防早产及流产。富含维生素 E 的水果：草莓、李子、葡萄等。

葡萄

山楂

钙

　　具有滋阴补肾、壮骨强筋、抗疲劳等功效，可以强健骨骼和牙齿，强化神经系统，防治失眠和骨质疏松等病症。富含钙的水果：山楂、橄榄等。

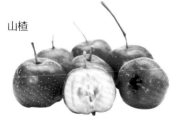
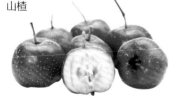

铁

　　可以促进人体发育、抗疲劳，并能预防和改善缺铁性贫血，改善肤色，使皮肤变得红润有光泽。富含铁的水果：樱桃、桂圆、桑葚等。

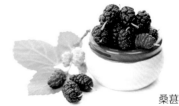

桑葚

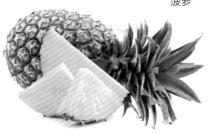
菠萝

锌

　　水果中的锌可降低胆固醇，加速创口愈合，能有效改善食欲不振、动脉硬化等症状。富含锌的水果：菠萝等。

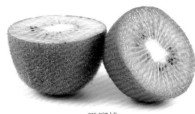
猕猴桃

钾

　　具有降低血压、促进身体新陈代谢的作用，能够提高血液输送氧气的能力，可预防失眠、高血压等症。富含钾的水果：香蕉、梅子、猕猴桃等。

糖

　　大多为葡萄糖和果糖等单糖，易被人体吸收利用，是水果甜味的主要来源。含糖较多的水果：葡萄、山楂、苹果和梨等。

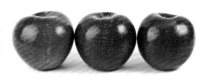
苹果

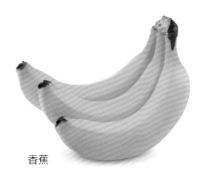
香蕉

蛋白质

　　是形成细胞和血液的主要成分，为人体提供热量，是人体所需的重要营养成分。含蛋白质较多的水果：樱桃、香蕉、枣等。

脂肪

　　具有增强体力、保持体温的作用，还可润肠通便。水果中所含的脂肪大多由不饱和脂肪酸组成，易被吸收，营养价值较高。含脂肪较多的水果：香蕉、菠萝、樱桃、李子、枣等。

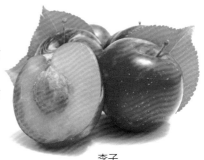
李子

果皮的妙用

一般吃水果的时候，常会削掉水果的外皮，如梨、苹果、西瓜等。其实植物的外皮最接近太阳，合成抗紫外线物质的能力高，通常也是抗氧化能力最强的部分，只要清洗干净，可以尽量利用。

西瓜皮

西瓜皮具有消暑解渴、清热解毒的功效，而且西瓜皮优于西瓜瓤。中医用西瓜皮和瓜汁入药配成"西瓜翠衣"，具有清热解暑、泻火除烦、降低血压等功效，对贫血、咽喉干燥、唇裂、膀胱炎、肝腹水和肾炎均有一定疗效。

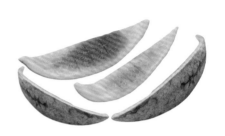

香蕉皮

香蕉皮中含有抑制真菌和细菌的有效成分——蕉皮素，可治疗由真菌感染所引起的皮肤瘙痒等症。香蕉皮具有润肺肠、通血脉、增精髓的功效。将香蕉皮捣烂加姜汁能消炎止痛；用香蕉皮搓手足，可防治冻疮。香蕉皮晒干磨粉，还是不错的美容佳品。

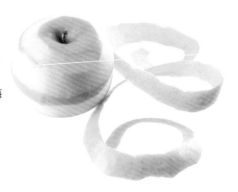

苹果皮

苹果皮具有收敛的功效，取鲜苹果皮30克煎汤或泡茶饮用，可治胃酸过多、痰多；将苹果皮晒干研末，取15克空腹时调服，每日2~3次，可治疗慢性腹泻和神经性结肠炎、高血压等病症。

柚子皮

柚子皮能理气化痰、止咳平喘。用一块柚子皮,剥去内层的瓤,打碎,加适量蜂蜜和饴糖蒸烂,再加少量热黄酒内服,早晚各 1 次,每次 1 匙,可治老年人的咳嗽和气喘。取柚子皮 9 克煎汤服,能化痰消食、定喘、止疝痛。

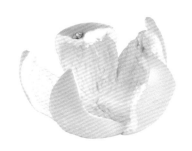

橘皮(陈皮)

橘皮有理气化痰、健脾去湿、降血压的功效,能治疗咳嗽痰多、胸闷、腹胀、反胃和呕吐等。橘皮所含的黄酮苷物质,能扩张冠状动脉,增加冠状动脉血流量。将橘皮切丝或晒干研末,用开水冲泡代茶饮,其味清香宜人,能开胃、通气、提神。以干橘皮 50 克加白酒 500 毫升浸泡 7 天,制成橘皮酒,每次服 5 毫升,可治疗慢性腹泻。

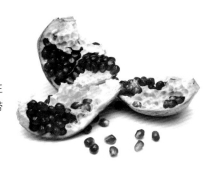

石榴皮

《本草纲目》记载:"石榴果皮可入药,主治赤白痢疾、下血脱肛等。"石榴皮味酸、涩,性温,具有涩肠、止血、驱虫的功效,主治久泻、痢疾、便血、脱肛、崩漏、滑精、带下、虫积腹痛和疥癣等病症。

梨皮

梨皮性寒,味酸,具有凉心润肺、除火消痰的功效。用梨皮 30 克煎汤服,有清心润肺、止咳化痰之功效,可治疗痰多、咳嗽。将梨皮捣烂如泥,外敷患处可治痈疽肿痛。用鲜梨皮煎汤频饮,可解毒消肿。

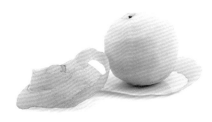

你吃的水果健康吗

我们一般所说的水果，是指可以吃的含水分较多的植物果实的统称，如苹果、橘子、梨等。但是水果品质的好坏也直接影响到我们的健康，怎样挑选品质好的水果呢？把水果带回家后要怎样处理呢？下面就来一一解答。

辨认激素水果

凡是激素水果，其形状特大且异常，外观色泽光鲜，果实味道平淡。反季节的一些新鲜蔬菜和美味水果是用激素催成的，如外表有方棱的大猕猴桃等，大都是打了膨大剂；切开后瓜瓤通红但瓜籽儿不熟、味道不甜的西瓜，多是施用了催熟剂；还有喷了雌激素的无籽大葡萄等。

专家提醒说，这样的水果尽量让孩子少吃。虽然目前医学界还不好对激素水果是否与孩子性早熟有关下明确的定论，但可以肯定的是，其对人的身体健康是没有好处的。所以在选购水果的时候，不要光看外表，还要考虑是不是激素水果。

正确清洗水果的方法

有些水果外表粗糙，而且皮很薄，所以清洗起来比较困难，一洗就破。因此，很多人为了省事，简单地用水冲冲就吃。其实，水果易受病虫害和微生物的侵袭，种植水果的过程中，经常会使用农药。这些农药、肥料以及病菌等，很容易附着在水果的表面，如果清洗不干净，很可能引起腹泻，甚至农药中毒。

要把水果洗干净，最好用自来水不断冲洗，流动的水可避免农药渗入果实中。洗干净的水果也不要马上吃，最好在清水中再浸泡5分钟。洗水果时，注意不要把水果蒂摘掉，去蒂的水果若放在水中浸泡，残留

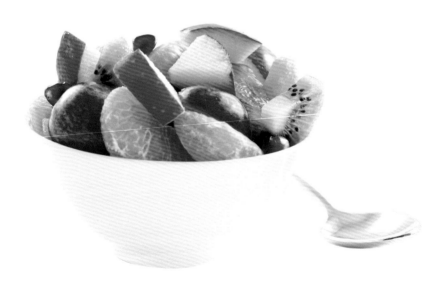

的农药会随水进入果实内部，造成更严重的污染。

不熟的水果不宜吃

有的人口味偏酸，吃水果的时候，喜欢选择一些还不成熟的水果。这种做法对身体健康是有害的。未成熟的水果中，大都含有草酸和苯甲酸等成分，它们在人体中难以氧化分解，代谢后产物仍然是酸性的，这就会破坏人体正常的弱碱性环境，对生理功能产生影响。一些水果如香蕉、杏等，未成熟时会含有毒素，这对人体也是有害的。

不宜空腹吃的水果

荔枝：含糖量很高，空腹食用会刺激胃黏膜，导致胃痛、胃胀。而且空腹时吃鲜荔枝过量，会因体内突然渗入过量高糖分而发生"高渗性昏迷"。

香蕉：含有大量的镁元素，若空腹时大量吃香蕉，会使血液中含镁量骤然升高，造成人体血液内镁、钙的比例失调，对心血管产生抑制作用，不利于健康。

橘子：含有大量糖分和有机酸，空腹时吃橘子，会刺激胃黏膜，导致胃酸增加，使脾胃满闷、泛酸。

柿子：空腹时胃中含有大量胃酸，它易与柿子中所含的柿胶酚、胶质、果胶和可溶性收敛剂等反应生成胃柿石症，引起心口痛、恶心、呕吐、胃扩张和胃溃疡，甚至胃穿孔、胃出血等疾患。

枣：含有大量果胶和鞣酸，易和人体内胃酸结合，出现胃内硬块。特别不能在睡前过多食用，患有慢性胃肠疾病的人最好不要食用。

山楂：味酸，具有行气消食作用，但若在空腹时食用，不仅耗气，而且会增强饥饿感并加重胃病。

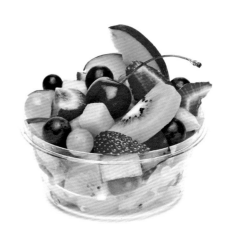

菠萝：内含的蛋白分解酵素相当强，如果餐前吃，很容易造成胃壁受伤。

水果何时吃最好

吃水果的时间要正确，新鲜水果的最佳食用时段是上午。上午吃水果，可帮助消化吸收，有利通便，而且水果的酸甜滋味，可让人感觉神清气爽，有助一日的好心情。反之，入睡前吃水果，不利于消化，尤其是纤维含量高的水果，对肠胃功能差的人来说，更是有损健康，凉性的水果在入睡前更应该节制食用。

吃水果后要漱口

有人喜欢在饭后吃一些水果，以此来代替漱口，达到清洁口腔的目的。其实，这是没有科学根据的。绝大多数水果都含有较多的糖分，这些糖分及嵌积在牙缝、牙龈隙中的水果残渣会在口腔中逐渐发酵变酸，时间一长就会腐蚀牙齿，易形成龋齿，并最终产生空洞。因此，吃水果并不能清洁口腔，相反，吃完水果要注意漱口，以便清除口腔中的糖分。

常见水果的养生功效

梨——清热它最强

梨是清热佳品，但体质虚寒者、寒咳者不宜生吃。

杏仁、梨和银耳、冰糖一起煲煮成糖水，可治疗声沙口干，适宜实热或虚火需要清热者食用。

杏仁、梨、川贝母、冰糖一起煲煮成糖水，可强补肺气。

杏仁、梨、百合、冰糖一起煲煮成糖水，可养阴安神。

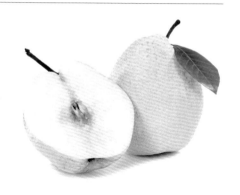

苹果——远离医生的好帮手

俗话说："一日一苹果，医生远离我。"可见苹果对人体的益处非常多。其所含的营养成分有很多，如：

果胶：属于可溶性纤维，能促进胆固醇代谢、降低胆固醇水平、促进脂肪排出。

微量元素：钾可以扩张血管，有利高血压患者；锌可预防血糖代谢紊乱与性功能下降。

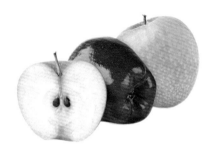

木瓜——万寿之果

木瓜味甘，性平、微寒，其所含的蛋白分解酵素对消化系统大有裨益，助消化之余还能消暑解渴、润肺止咳，对感冒咳痰、便秘、慢气管炎也有帮助。

熟木瓜和柿饼一起加水煎服，可辅助治疗气喘性咳嗽。

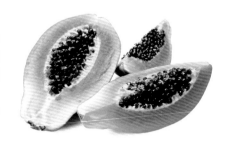

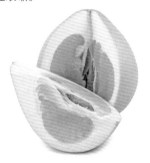

柚子——天然的清肠夫

柚子含丰富的纤维质，是天然通便剂，可促进肠道蠕动。其所含的果胶可降低胆固醇，维生素 P 能增加血管弹性，维生素 C 能对抗令人衰老的游离基。将柚子榨成汁可降低血糖。

鲜柚留皮去核和少许苦杏仁、川贝母、银耳、蜜糖一起炖汤食用，可强健肺部功能。

菠萝——盐水的完美搭档

菠萝生津和胃，性质湿热，气管或支气管敏感者不可食用。菠萝富含纤维，能刺激肠道，具有收敛作用，酌量食用不会腹泻，还可帮助止泻。菠萝中的菠萝朊在胃中分解蛋白质、帮助消化。如果食用后感到喉部不适就是过敏症状，需要喝一杯淡盐水稀释致敏成分。

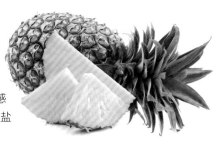

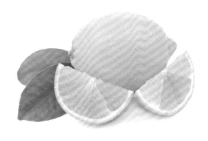

柠檬——美人果

柠檬美白养颜的功效十分明显，具有去斑、防止色素沉淀，改善子宫前倾、子宫韧带松垂甚至闭经的作用。胃病患者不宜饮用柠檬茶。

柠檬汁、白开水和少许盐一起拌匀饮用可祛痰。

柠檬汁和蜜糖一起冲水饮用可以舒缓喉痛，减少喉咙干痒不适。

柿子——全身都是宝

柿子味甜、性寒，其所含维生素和糖分高于一般水果1~2倍，具有消热去烦、止渴生津、润肺化痰的功效。但身体虚弱、脾肾虚寒、外感风寒者不宜食用。

柿叶茶含大量维生素C，常饮用可降压、保护心血管、缓解失眠。

柿饼性质平和，可润肺理气，柿饼上的糖霜是治疗喉咙咽干和口腔炎的特效药。

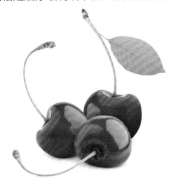

樱桃——补血固肾冠军

樱桃里的铁含量是水果中的冠军，可固肾补血，非常适宜贫血、血色素低或需壮阳的人，但心火过旺、燥热喉痛者不宜多食。如果过食樱桃引发了虚火，可以饮甘蔗汁消火。由于环境污染厉害，新买回来的樱桃应用盐水浸5~10分钟再食用。

常见水果的保鲜方法

苹果

苹果的存放要注意两点：一是防止腐烂，二是防止干瘪。为防止腐烂，要选择质量较好、没有烂点的苹果，并放在温度尽可能低的地方，当然不能上冻。防止干瘪的方法是，用一个不透气的塑料袋装好，并扎紧袋口，放入缸或桶里，每隔一段时间打开检查一下，有坏的一定要拿出来，以免影响好的。如果发现苹果发干了，可洒点儿凉水。

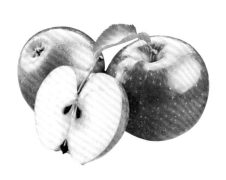

香蕉

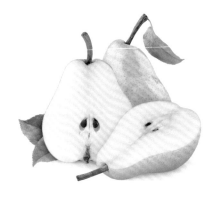

香蕉的贮存比较困难，关键是湿度要低，而温度不能太低。如果香蕉在12℃以下的环境贮存就会加速发黑，所以不宜把香蕉放进冰箱。建议买香蕉时挑稍生的。如果买的是较熟的香蕉，把它挂在阴凉处能多放几天。贮存香蕉的正确方法是将香蕉放入水果保鲜袋，置于阴凉地方保存。

梨

梨较容易腐烂，保存的方法是用2~3层软纸把梨单个包好，装入纸盒，放进冰箱冷藏。一星期后去掉包装纸，装入塑料袋，不扎口，再放入冰箱冷藏室，温度调到0℃左右，通常可存放一两个月。

长期保存方法：挖一条深阴沟，沟底保持干燥，把梨放入沟中，不要盖，可将梨保存到来年夏季。或者摘果时不损伤果皮，用萝卜间藏，不让梨互相接触，这样可保证梨长时间不烂。

葡萄

葡萄在常温下极易腐烂，适宜的贮藏温度一般为 –1~0℃。想储存时间长一些，可以准备一口干净的坛子，用干净布蘸 70 度酒精擦拭内壁后，将葡萄一层一层放入坛内，层与层之间放上竹帘，装满后用塑料薄膜密封扎口，置于阴凉处，可存放一段时间。

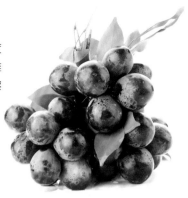

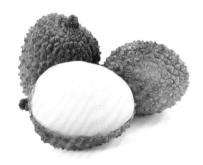

荔枝

荔枝可以用纸保鲜，将每颗荔枝都拿面巾纸包上，然后放进袋子里再放入冰箱冷藏。一周后拿出来再看，荔枝皮还是新鲜的，荔枝肉还透亮光鲜。这个小窍门同样适用于杨梅、草莓等，大点的水果也可用纸来包裹存放。

木瓜

木瓜遇水易产生黑斑也不宜放入冷藏柜保存。这是因为虽然冰箱有吸水的功效，但是一旦将木瓜取出，温差也会使木瓜表面出现黑斑。正确的保存方法是先用纸将木瓜包起来，再放入阴凉地方保存。

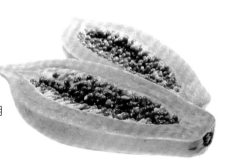

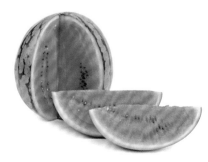

西瓜

常见的拿保鲜膜把西瓜表面覆起来的方法是不对的。因为放入冰箱的西瓜，冰箱会从西瓜表皮吸干水分，这样即使包着保鲜膜覆盖也是没用的。所以西瓜保鲜应该连皮一起包在保鲜膜内，然后把空气挤出。

夏季水果如何保鲜

夏天既是大量水果上市的季节，也是人们经常买水果、吃水果的时段。同时，夏季的水果也很难存放，下面教你几招夏季挑选、保鲜水果的方法。

买当令水果

当令的水果大多新鲜、品质佳，而且价钱又平实。而不合时令的水果不但价钱高，而且极有可能施加了大量农药、化肥才能提前或延后上市，所以尽量少买这一类水果。

外形完好

不论何种水果，果实饱满、大小适中、果实发育完全、外形完好、无碰伤及病斑等，都是基本的选择要点。而果实拿上手沉甸甸、具重量感，通常表示水分含量多，吃起来应是"香甜多汁"。如果拿起来轻轻的，可能已经储放一段时间了，里面的养分及水分丧失大半。

观色闻味

观色、闻味也不能少。成熟的水果多半散发或浓或淡的果香，而且色泽亮丽，尤其像芒果、菠萝、木瓜、苹果、香瓜、水蜜桃等，更是要色、味都全才是品质好的保证。还有其他一些特别的选择法，如葡萄宜选果粉明显、果蒂未脱落者，颜色深的通常也比较甜。

听声辨好坏

选某些水果时，需要先练一练弹指和辨声的功夫。像是拿起西瓜拍一拍，如果声响清脆，表示熟度刚好，水分也充足。假使西瓜是切开来卖，则要选果皮薄、果肉鲜红、没有裂开的，才不至于过熟。如果是选菠萝，也可用手指弹一弹，回声坚实厚重者，才为好菠萝。

放在通风阴凉处

如果买来的水果正熟，1~2天内会吃掉，只要放在通风、不受日照的阴凉处就行，也可以放到竹篮、果盘中，让自然清新的果香为家中添上几分迷人的味道。

放在冰箱冷藏室

有些人习惯将买来的水果全数丢进冰箱冷藏，尤其在炎炎盛夏，担心没几天水果就熟透闷烂，而且，冰过的水果口感特别冰凉香甜。一般来说，适合保存水果的温度为7~13℃，有些水果需要更低的温度，例如苹果、葡萄、桃子、李子、柿子等，冰箱冷藏室对它们来说是不错的存放地方。放入冰箱冷藏的水果可先不清洗，只要以塑料袋或纸袋装好，防止果实的水分蒸散即可。可在塑料袋扎几个小孔，保持透气，以免水汽积聚，造成水果腐坏。

但并不是每一种水果都适合放进冰箱保鲜。有些水果天生"怕冷"，像一些原产于热带的香蕉、芒果、木瓜等，放入冰箱反而会受"冷害"，造成果皮上起斑点或变成黑褐色，破坏水果的品质和风味。

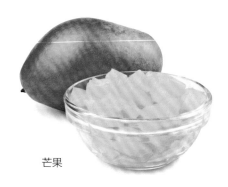

芒果

如何去除水果表皮保鲜剂

看到市场那些琳琅满目的水果，人们难免会"以貌取果"，毕竟大家都希望自己挑选的水果颜色鲜艳、亮丽夺目，但是，我们千万不要被它们美丽的外表给欺骗了。因为很多光彩照人的水果都是经过了"易容术"——水果保鲜剂，那么在讲究健康饮食的今天，怎样才能既吃得健康又放心呢？现在，我们一起来识破这些水果的"易容术"吧。

不同的水果所使用的保鲜剂也不尽相同，现在，我们就来了解一下常吃的水果都会使用什么保鲜剂？用什么方法去除最好？

苹果

苹果保鲜时常用的保鲜剂叫做甲基托布津。原药为无色结晶，不溶于水，可溶于有机溶剂，对酸、碱稳定。该药常用于苹果，也可用于香蕉、柑橘、菠萝、哈密瓜和甘薯等。一般采用浸蘸或涂布处理。另外，该保鲜剂对作物较安全，对人、畜、蜜蜂、鱼类毒性较，还可以防治果蔬上的菌核病、灰霉病、白粉病等多种真菌性病害。

建议去除方法：在食用时最好削皮，主要是由于甲基托布津不溶于水。

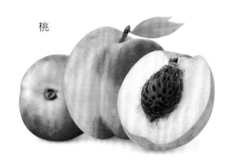

桃

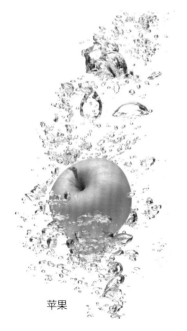

苹果

桃

桃通常使用的保鲜方法是防腐保鲜法，这主要是因为在贮藏期间，常常会因为褐腐病而引起大量腐烂。常用的保鲜剂为苯菌灵悬浮液，其使用方法为：用质量分数为 0.1%的苯菌灵悬浮液在 40℃的温度条件下浸泡25 分钟。

建议去除方法：在食用时去皮或者食用前用清水冲洗并不断用手摩擦桃子表皮。

梨

梨常用的保鲜剂是一种抗氧化的水果保鲜剂——虎皮灵，该保鲜剂易溶于乙醇，难溶于水。用虎皮灵制成保鲜纸是目前常用的保鲜方法，就是将虎皮灵配成一定浓度的药液，直接喷到包装纸上。

建议去除方法：由于这种保鲜剂并没有直接涂在水果上，因此对水果的影响不大，如果依然有顾虑，可以采取削皮的方法。

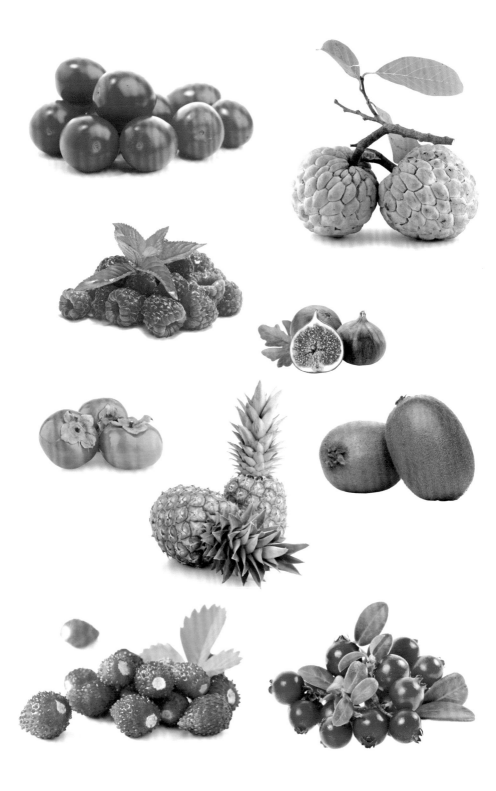

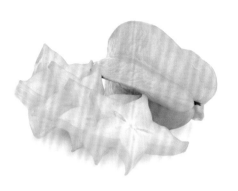

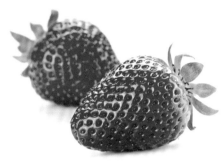

第一章
浆果类

浆果类水果的果实是由子房
发育成的、柔软多汁的肉质果。
果实的外果皮较薄，
中果皮和内果皮则较为发达，
萼片宿存，与果蒂相连接。
浆果一般由一个或几个心皮形成，
少有由单心皮发育的浆果，
内含一粒至多粒种子，
如葡萄、猕猴桃、草莓、
树莓、石榴、人心果等。

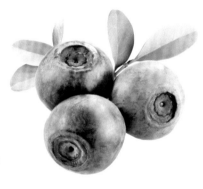

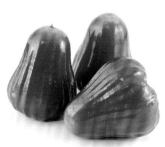

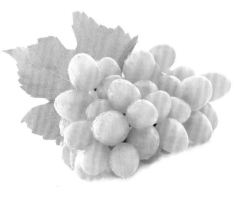

别名：提子、蒲桃、草龙珠
科属：葡萄科，葡萄属

葡萄

　　小枝呈圆柱形，表面有纵向的棱纹，无毛或有稀疏的柔毛；叶为单叶互生，边缘呈锯齿状，叶柄一般长 4~9 厘米。花序呈圆锥形，花蕾呈倒卵圆形，花很小呈黄绿色。果实多为圆形或椭圆形，直径一般在 1.5~2 厘米，有青绿色、紫黑色、紫红色等，表面有果粉；种子是倒卵椭圆形，基部有短喙，质地微微有些柔软。

○ 营养分析：葡萄被称为"植物奶"，它所含有的糖分非常丰富，并且很容易被人体吸收利用。葡萄籽中含有一种多酚成分，是抗衰老的有效成分。总之，葡萄全身都是宝。

○ 习性：葡萄种植要求海拔高度一般在400~600 米。喜光、喜暖温，对土壤的适应性较强。

○ 分布：新疆、甘肃、山西、河北和山东等地。

○ 品种鉴别：

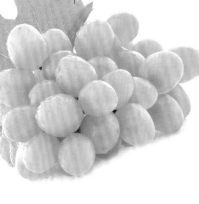

单叶互生，叶缘有锯齿

洋红蜜葡萄
　　果实深红色，长椭圆形。果穗大，圆锥形，果粒着生中等密。皮薄，果粉中等厚。果肉硬脆，汁中等多，味酸甜。

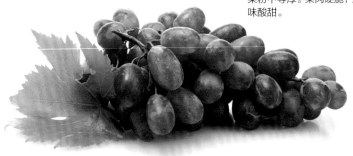

果期：8~9 月　**小贴士：**洗葡萄时最好用自来水不断冲洗，流动的水可避免农药渗入果实中

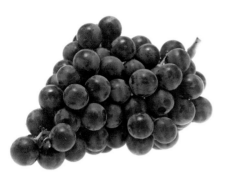

龙眼葡萄

　　果实紫红色。近圆形，果繁粒大，果穗大，粒圆色紫，果皮中等厚，果粉厚。果肉多汁，透明，味甜酸，品质中等。

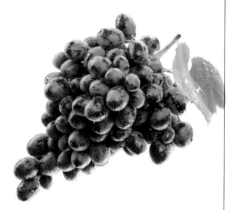

紫珍香葡萄

　　果穗呈圆锥形，一般单穗重350克以上，穗形整齐。果实长卵形，若肥料充足可达15克，大小均匀。果皮黑紫色，果粉多，外观美丽；果皮与果肉，果肉与种子均易分离。果肉软，果汁多，有较浓的玫瑰香味，酸甜可口，品质上等。

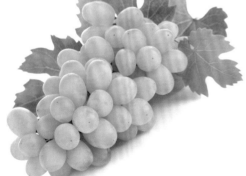

白香蕉葡萄

　　果穗中大，圆锥形或圆柱形，果粒着生中等紧密。果粒中大，椭圆形。黄绿色，果粉中等厚，皮薄。果肉绿色，多汁，味甜。每颗果粒含种子2~3粒，种子大，与果肉易分离。

红宝石葡萄

　　果穗大，圆锥形，有歧肩，穗形紧凑。果粒较大，卵圆形，平均粒重4.2克，果粒大小整齐一致。果皮亮红紫色，果皮薄，果肉脆，无核，味甜爽口。

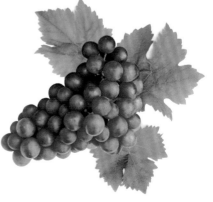

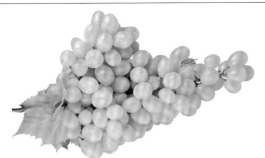

白羽葡萄

　　椭圆形，黄绿色，果穗中等大或较大，圆锥形或圆柱形，有大或中等副穗，常形成对称歧肩，呈翼状，故又名"白翼"。果粒着生紧密。

黑色甜菜葡萄

　　果穗较大，圆锥形带歧肩，果粒着生中等紧密。果梗粗壮，长度适中。果粒特大，短椭圆形。果皮青黑至紫黑色，果皮厚，果粉多，果皮与果肉易分离，上色好，去皮后果肉、果芯留下红色素多。肉质硬脆，多汁美味，酸味少，无涩味，味清爽。

藤稔葡萄

　　叶片大，近圆形，较厚。果穗中等大，果粒大，呈近圆形。果皮厚，黑紫色，易与果肉分离。肉质较紧，汁多，味甜。

绿宝石葡萄

　　属鲜食无核中熟品种。果穗长圆锥形，平均单穗重约 670 克，果粒着生中等紧密。果面黄绿色，果皮薄，果粒大，椭圆形。

别名：蔓越橘、小红莓、酸果蔓
科属：杜鹃花科，越橘属

蔓越莓

　　属于常绿灌木，直立或攀缘；枝条细长，很少有分枝，幼枝上没有毛，老枝呈紫褐色；叶片为革质，呈长圆形或长卵形，光滑无毛，叶柄粗短，圆形；总状花序短，黄白色，花梗长 0.9~1.2 厘米，无毛；雄蕊略短于花冠，花丝扁平，无毛；果实呈球形，紫红色。

◎ 营养分析：果子虽然小，却包含着很高的营养价值。含维生素 C、类黄酮素等抗氧化物质，还含有丰富果胶，不仅能为人体提供营养，还能美容养颜。

◎ 习性：生长在寒冷的北美湿地，是为数不多的可以在酸性泥土里生长的农作物，需要大量的水。

◎ 分布：美国北部的马萨诸塞、威斯康星、新泽西、俄勒冈、华盛顿等五州，加拿大的魁北克、英属哥伦比亚二省，以及南美的智利。

枝条细长，老枝紫褐色

叶片革质，长圆形或长卵形

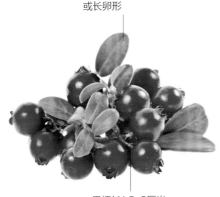

果梗长1.5~2厘米

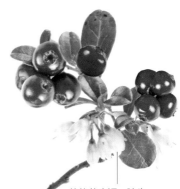

总状花序短，腋生，花冠呈短钟状，黄白色

果期：11 月以后至次年 8 月　**小贴士：将蔓越莓置于袋中，可在冰箱中冷藏保存 2~3 周**

别名：露莓
科属：蔷薇科，悬钩子属

黑莓

茎直立、半直立或攀缘，茎上带有短而弯但锐利的棘刺；叶为三出或掌状复叶，小叶呈椭圆形，稍宽，有柄，叶的边缘有粗齿；花序顶生，有白色、粉红色或红色；果为聚合果，呈黑色或红紫色，果实成熟时为黑色或暗紫色；可鲜食，也可做蜜饯、果酱和果子冻。

◎ 营养分析：含有丰富的铁和维生素 C，有机酸、粗蛋白、维生素 K 和氨基酸的含量也很高，是不可多得的优质水果。

◎ 习性：林地、灌木丛、山坡地上。

◎ 分布：北温带、北美东部和太平洋沿岸等地。

茎直立、半直立或攀缘，茎上带有短而弯的棘刺

花序顶生，花白色、粉红色或红色

果实初为黑色或红紫色，成熟时为黑色或暗紫色

叶为三出或掌状复叶，小叶宽，椭圆形，叶缘有粗齿

果期：8 月中下旬　小贴士：生长在繁忙马路边的黑莓不能食用，因为空气污染累积会带来毒素

别名：凤梨草莓、红莓、洋莓
科属：蔷薇科，草莓属

草莓

茎和叶的高度近似于相等，或者低于叶，上面有黄色柔毛覆盖；叶三出，小叶具短柄，质地较厚，形状是卵形或菱形，少有圆形；聚伞花序，近圆形或倒卵椭圆形的白色花瓣，基部有不明显的爪；果实是鲜红色，表面形似芝麻，果的直径达 3 厘米，萼片紧贴于果实，瘦果尖卵形，表面光滑，果实基本上是悬空生长，不与地面接触。

营养分析：富含氨基酸、果糖、葡萄糖、果胶、胡萝卜素、维生素 B_2、烟酸及矿物质钙、镁、磷、钾和铁等物质，这些营养素对生长发育有很好的促进作用。

习性：喜光，喜潮湿，怕水渍，不耐旱，喜肥沃透气良好的沙壤土。

分布：四川、河北、安徽、辽宁和山东等地。

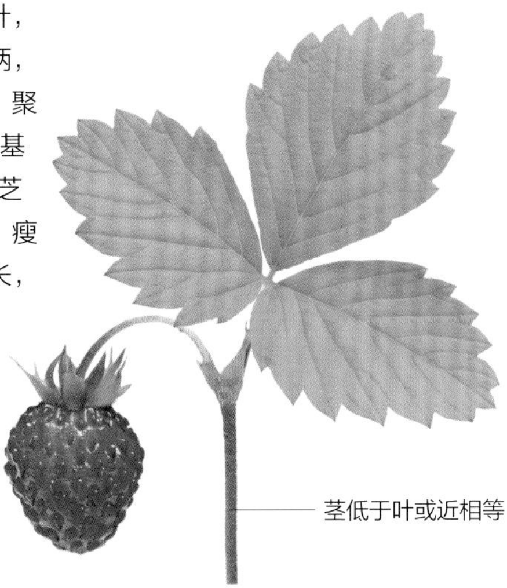
茎低于叶或近相等

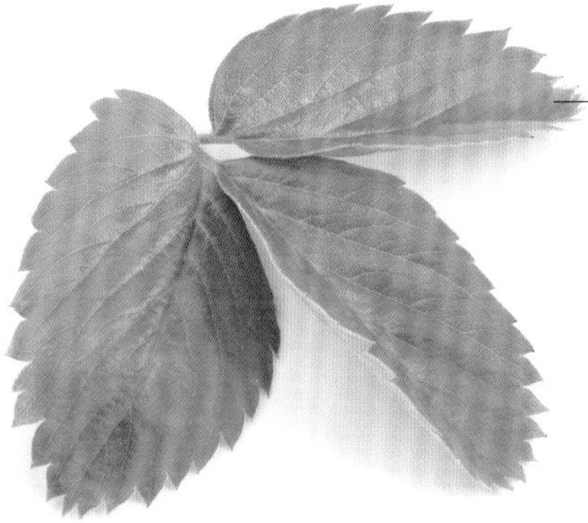
叶子呈倒卵形或菱形

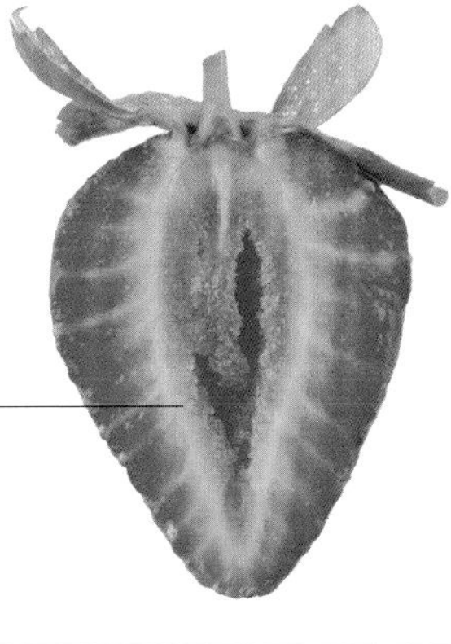
果实一般为鲜红色，
另有个别品种如白草
莓果实为白色

果期：6~7 月 | **小贴士：**草莓不易洗净，可以用淡盐水浸泡 10 分钟，既可杀菌又较易清洗

○ 品种鉴别：

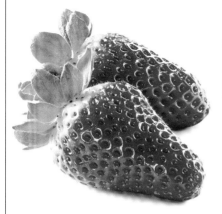

章姬草莓

　　果实个大、味美，颜色鲜艳有光泽。日本引进品种，果实健壮，香气怡人。果肉淡红色，细嫩多汁，浓甜美味，在日本被誉为"草莓中的极品"。

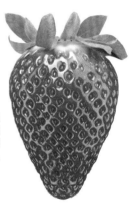

红宝石

　　是一个少有的世界性草莓优良品种。果实长圆锥形，果个大，果面深红色，有美丽的光泽；果实坚硬，耐贮性好，特别适合长途远销。果味酸甜，口感芳香。

达赛莱克特

　　果形周正整齐，为标准的长圆锥形，果形大。果面为深红色，有光亮，果肉全红，质地坚硬。果实品味极佳，风味浓，酸甜适度。

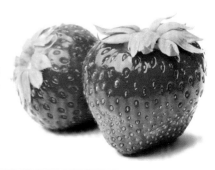

赛娃草莓

　　为四季草莓品种。果实长圆锥形或楔形，果顶扁平，果型大，果面鲜红色，有光泽；果肉深橙红色，硬度大，汁液多，风味酸甜适口，香味浓，品质佳。

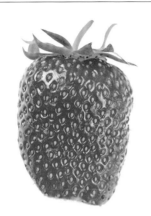

大将军

    美国培育的大果型、早熟新品种。在美国草莓品种中，其果个和果实硬度最大，是国际上公认的特色品种。果实圆柱形，果个特大。果面鲜红，果味香甜，口感好。

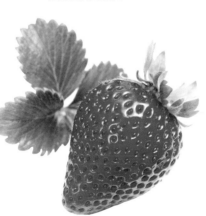

宝交早生

    日本中早熟品种。果实呈圆锥形，果肉浅橙色，味香甜，种子红或黄色，多凹于果面，硬度中等，是鲜食极佳品种。

法兰地草莓

    果实圆锥形，果肉、果面红色，果大小均匀整齐。

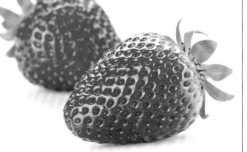

甜宝草莓

    果型大，果实呈鸡心形。果实表面和内部色泽均呈鲜红色，外形美观，色泽靓丽，畸形果少，味美香甜，是老少皆宜的健康绿色食品。

別名：鸡冠果、野杨梅、蛇蘑、地莓、一点红、老蛇泡、蛇蓉草
科属：蔷薇科，蛇莓属

蛇莓

　　茎细长，呈匍匐状，节节生根；叶三出，小叶呈菱状卵形，叶子边缘有钝齿，两面都有柔毛，或者上面没有毛，具托叶；聚合果呈红色，成熟时花托膨大，海绵质，瘦果鲜红色，呈卵形，长约1.5毫米，表面光滑或有不显明的突起。

◐ 营养分析：全草都可供药用，有很高的药用价值。具有清热解毒、消肿散淤、收敛止血的功效，可用于治疗热病惊厥、咽喉肿痛、疔疮肿痛以及蛇虫咬伤等。

◐ 习性：喜光，耐寒耐旱，耐阴耐湿，又耐贫瘠不择土，具有很强的野生性。

◐ 分布：辽宁、河北、河南、江苏、安徽、湖北、湖南、四川、重庆、浙江、江西、福建、广东、广西、云南、贵州、山东和陕西等地。

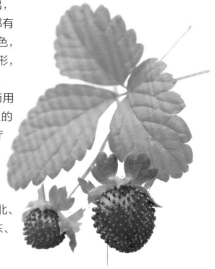

聚合果为红色，成熟时花托膨大

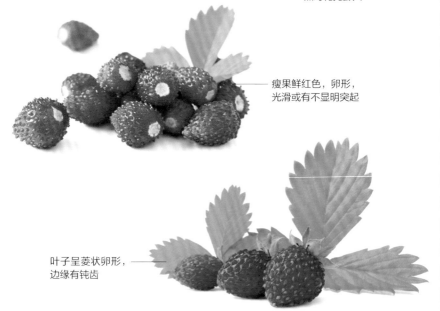

瘦果鲜红色，卵形，光滑或有不显明突起

叶子呈菱状卵形，边缘有钝齿

果期：8~10月　小贴士：果实成熟时，采摘其成熟的红色果实，直接食用，也可泡酒

别名：宾门、槟楠、大白槟、大腹子、橄榄子
科属：棕榈科，槟榔属

槟榔

　　茎直立，乔木状，有明显的环状叶痕；叶簇生，两面无毛，呈狭长披针形，上部的羽片合生，顶端有不规则齿裂；果实略小于鸡蛋，果皮纤维质，内含1粒种子；果实长圆形或卵球形，长3~5厘米，橙黄色，中果皮厚；种子卵形，基部截平，胚乳嚼烂状，胚基生。

○ 营养分析：含水分、蛋白质、脂肪、生物碱等成分，吃槟榔除了能提神之外，还有消积食的作用，但注意不可多吃。

○ 习性：生长于海拔 300 米以下的南坡、东南坡，谷地、河沟两边，适宜生长温度为25~28℃。

○ 分布：广西、福建、台湾、广东和海南等地。

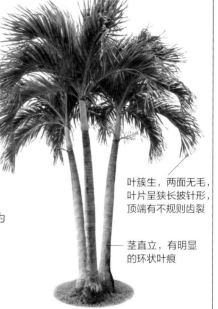

叶簇生，两面无毛，叶片呈狭长披针形，顶端有不规则齿裂

茎直立，有明显的环状叶痕

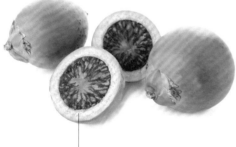

果皮纤维质，内含1粒种子

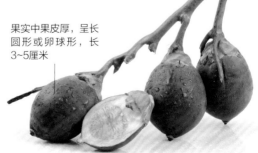

果实中果皮厚，呈长圆形或卵球形，长3~5厘米

果期：12月至翌年2月　小贴士：11~12月采收青果加工成榔干，3~6月采收熟果加工榔玉

第一章　浆果类 31

别名：悬钩子、覆盆子、山莓、乌藨子、托盘、馎馎头、公饭
科属：蔷薇科，悬钩子属

树莓

　　幼枝呈绿色，上面附有白粉，有少数的倒刺；单叶互生，托叶线状披针形；聚合果下垂呈球形，直径1.5~2厘米，小核果上有许多灰白色的柔毛，果实有红色、金色和黑色。

◑ 营养分析：含有丰富的脂肪、碳水化合物、矿物质、维生素、有机酸和糖等物质，尤其是水杨酸含量很高，容易被人体吸收，并能促进对其他营养物质的吸收和消化。

◑ 习性：性喜温暖湿润的环境，要求光照良好的散射光，对土壤要求不严格，适应性强。

◑ 分布：辽宁、福建、河北、河南、山东、山西、江苏、安徽、云南、浙江、江西、湖南、湖北、广西、广东、陕西、四川和甘肃等地。

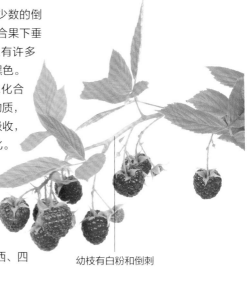

幼枝有白粉和倒刺

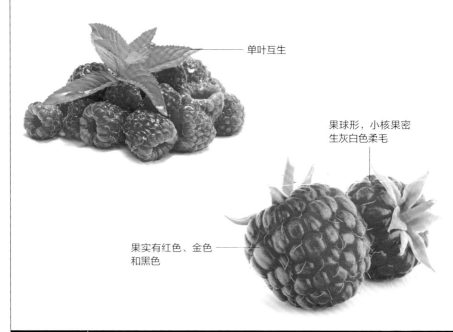

单叶互生

果球形，小核果密生灰白色柔毛

果实有红色、金色和黑色

果期：7~8月　小贴士：树莓以颗粒完整、饱满、色黄绿、具酸味者为佳

○ 品种鉴别：

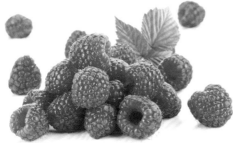

红树莓
　　叶背银白色，嫩叶紫红色。浆果圆球形，深红色，芳香味浓，品质优良。

红宝达
　　成熟果实红色至深红色，圆锥形或短圆锥形。果实大，果汁红色，香味浓。

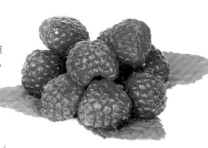

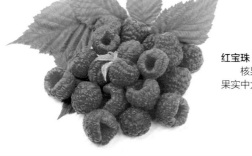

红宝珠
　　核果成熟时为红色至深红色，圆球形。果实中大，果汁红色。果香味浓。

红宝玉树莓
　　原产加拿大。浆果红色，熟后容易与花托呈帽状分离。果实比红树莓大，鲜食风味佳。

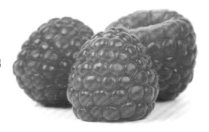

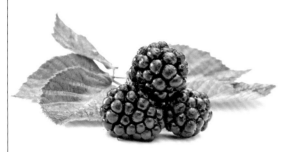

蓝树莓
　　从美国引入。果实初结时为浓绿色，成熟时变为蓝黑色，果面颜色与黑树莓相似，浆果圆锥形，单粒重 3~6 克，丰产。

黑树莓
　　又称为黑色莓，果色为紫黑色，种子较小，内核中空，覆盖有一层白色的果粉。果味酸甜适口，风味浓郁。

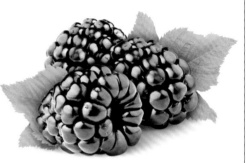

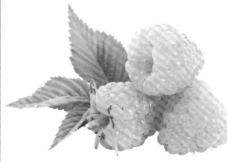

金树莓
　　是一个较新的品种，为红树莓品种发生自然变异的结果，颜色从清晰的淡黄色慢慢变为高贵的杏子黄。甘美的味道和口感给人绵软、柔顺的感觉，还有淡淡的杏子清香。

丰满红树莓
　　果实为小浆果，圆形，纵径约 2.5 厘米，横径约 2.52 厘米，每果由 20~50 枚小果组成，每单果内有种子 1 枚。果实成熟为鲜红色，亮丽透明，味甜酸适口，适于鲜食、加工和速冻。

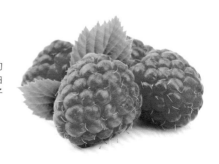

别名：水果之王、奇异果、维C之王、毛梨
科属：猕猴桃科，猕猴桃属

猕猴桃

　　枝杆呈褐色，被灰白色的茸毛或是褐色的硬毛；叶片近圆形或宽倒卵形，叶片的顶端呈钝圆或微微凹陷，背面布满了灰白色星状茸毛；花开时呈乳白色，逐渐变成黄色；果实呈卵形或长圆形，布满了黄棕色的长柔毛；种子的数量很多，很小，呈褐色的扁卵形，和果肉镶嵌于一体。

◐ 营养分析：肉肥汁多，清香鲜美，含有丰富的维生素、叶酸、胡萝卜素、钙、钾、镁和纤维素等物质，对人体非常有益。

◐ 习性：喜阴凉湿润环境，怕旱、涝、风，耐寒，不耐早春晚霜。

◐ 分布：陕西、四川、河南等地。

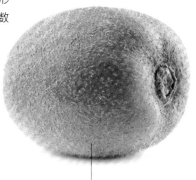

表皮带毛，深褐色，
一般不食用

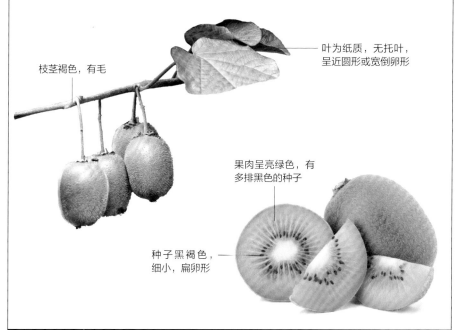

枝茎褐色，有毛

叶为纸质，无托叶，
呈近圆形或宽倒卵形

果肉呈亮绿色，有
多排黑色的种子

种子黑褐色，
细小，扁卵形

果期：8~10月 | 小贴士：猕猴桃一定要选头尖尖的，像小鸡嘴巴的，而不要选扁扁的

○ 品种鉴别:

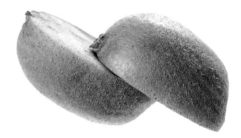

中华猕猴桃
　　果面光滑，具极短茸毛，果肉黄绿色。

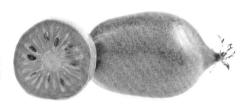

软枣猕猴桃
　　野生于东北、西北、华北、长江流域的山坡灌木丛或林内。果实椭圆形小而光滑。

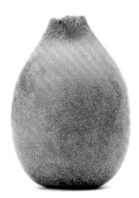

楚红猕猴桃
　　果实圆柱形，果皮褐绿色，果面光滑无毛。果实横切面呈放射状彩色图案，极为美观诱人。果肉细嫩，汁多，风味浓甜可口，香气浓郁，品质上乘。

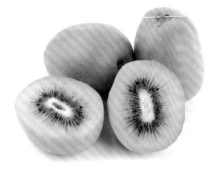

红阳猕猴桃
　　属中华系，大果型品种，果实整齐，果形美观，果实为短圆柱形，果皮呈绿褐色，无毛。成熟后果肉翡翠绿色（或黄色），横截面果心白色。

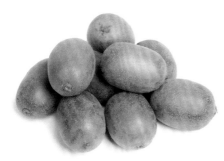

金艳猕猴桃

　　中华系猕猴桃，果实长圆柱形，果皮黄褐色，少茸毛。果实大小匀称，外形光洁，果肉金黄细嫩多汁，味香甜。特耐贮藏。

徐香猕猴桃

　　果实圆柱形，果皮黄绿色，被褐色硬刺毛。单果重 75~110 克。果肉绿色，浓香多汁，酸甜适度。

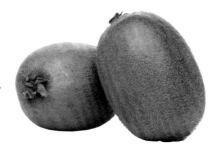

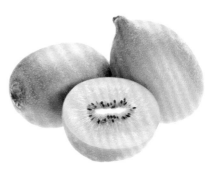

狗枣猕猴桃

　　分布于东北、河北、陕西、湖北、江西、四川、云南等省的林中，多生长在海拔 3600 米的地区，果实小。

黄金果猕猴桃

　　因成熟后果实为黄色而得名。果实中等大小，长椭圆形，果喙端尖，果肉味甜芳香，肉质细嫩。

別名：美国葡萄、美国提子
科属：葡萄科，葡萄属

提子

　　茎粗壮，枝干上没有毛或幼枝上有短的柔毛；叶子是单叶互生，叶柄长 4~5 厘米，向上逐渐变短，叶片呈心状卵形或心形，前端逐渐变尖，基部近似心形或平截，叶子的边缘具小尖头的圆齿，不分裂或浅裂得不明显，呈深绿色，下面是浅绿色，脉上有少许短柔毛；花分两性，总花梗长 2.5~3.5 厘米；果实呈球形，直径约 5 毫米。

◐ 营养分析：含有的糖分主要是葡萄糖，当人体出现低血糖的状况时，能很快地被吸收和利用，它所含的类黄酮是一种抗氧化剂，经常食用可以抗衰老，还能清除体内的自由基。

◐ 习性：喜光忌阴，喜通气性、排水性良好的沙质土壤。

◐ 分布：提子原产于美国加利福尼亚州，中国的福建福州和山东青岛都已引种成功。

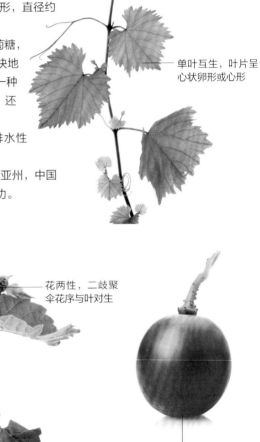

单叶互生，叶片呈心状卵形或心形

花两性，二歧聚伞花序与叶对生

果为圆形或卵圆形，一般有果粉

果期：7~11 月　小贴士：提子最好用水冲洗，配以能有效清除农药成分的洗洁用品

◎ 品种鉴别：

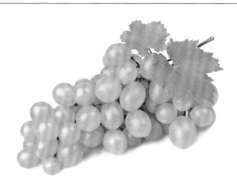

青提
　　又名"红地球"，果穗大，长圆锥形。果粒圆形或卵圆形，果粒着生松紧适度，整齐均匀。果皮中厚，果肉硬脆，能削成薄片，味甜可口，风味纯正，刀切无汁，品质极佳。果柄长，与果实结合紧密，不易裂口。

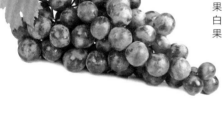

红提
　　又名晚红、红地球、红提子，果穗大，长圆锥形，果粒圆形或卵圆形。果皮中厚，果实呈深红色。果肉硬脆，肉色为微透明的白色。能削成薄片，味甜可口，刀切无汁。果柄长，与果实结合紧密，不易裂口。

黑提
　　果穗呈长圆锥形。果粒阔卵形，果顶有明显的三条线，平均粒重8~10克，皮厚肉脆，果皮蓝黑色，光亮如漆，味酸甜。

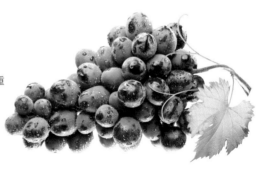

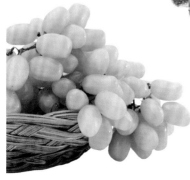

马奶子
　　又名马乳，因其状如马奶子头而得名。主产于新疆、甘肃、山西、河北等地。果穗圆柱形，歧肩大，有分枝。果粒圆柱状。白绿色，甘甜多汁，质脆爽口。

別名：蓝梅、笃斯、都柿、甸果
科属：杜鹃花科，越橘属

蓝莓

灌木丛生，树高差异悬殊，栽培中常控制在 3 米左右；高丛、半高丛和矮丛蓝莓在入冬前落叶，半高丛蓝莓树高 50~100 厘米，矮丛蓝莓树高 30~50 厘米；叶片互生，叶片形状最常见的是卵圆形，大部分种类叶背面被有茸毛。果实呈蓝色，有白色的果粉包裹，果肉细腻，果实有球形、椭圆、扁圆或梨形，果实较大，平均单果重为 0.5~2.5 克。

◎ 营养分析：富含维生素和蛋白质，矿物质和微量元素含量也很丰富。

◎ 习性：喜酸性、松软、疏松透气、富含有机质的土壤。

◎ 分布：山东、吉林、辽宁、江苏、贵州和云南等地。

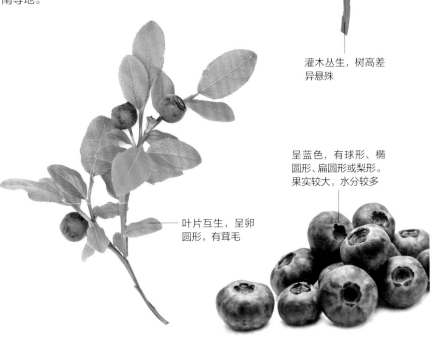

灌木丛生，树高差异悬殊

叶片互生，呈卵圆形，有茸毛

呈蓝色，有球形、椭圆形、扁圆形或梨形。果实较大，水分较多

果期：盛果期是定植第五年后　小贴士：在室内 18~26℃常温下，鲜果可保存 2 周

◐ 品种鉴别：

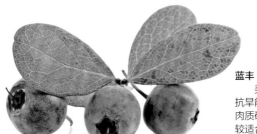

蓝丰
　　美国品种，中熟。树体生长健壮，开张，抗旱能力极强。果实大、淡蓝色，果粉厚，肉质硬，果蒂痕干，具清淡芳香味，风味佳。较适合拿来酿酒。

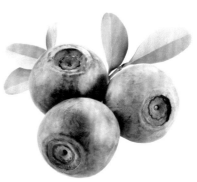

夏普蓝
　　果实圆形，幼果绿色，成熟时深蓝色，表皮有白色果粉。肉质细腻，有香味，多浆汁，种子细小。

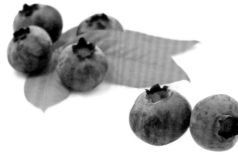

粉蓝
　　晚熟种。果粒中等大小，肉质极硬，有香味。果皮亮蓝色，果粉多。果蒂痕小且干。

蓝宝石
　　早熟种。果粒中、大，甜酸中等，有特殊香味。果皮亮蓝色，果粉多。果肉紧实。适宜用来做牛奶冰淇淋。

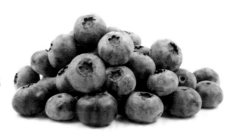

別名：桑果、桑枣、桑实、家桑、白桑
科属：桑科，桑属

桑葚

　　树皮呈灰白色，有条状浅浅的裂纹，树根是黄棕色或红黄色，纤维性强；单叶互生，叶片呈卵形或宽卵形，先端渐尖，边缘还有粗锯齿或圆齿；聚花果椭圆形，表面不平滑，未成熟时为绿色，逐渐成长变为白色、红色，成熟后为紫红色或紫黑色；小核果卵圆形，稍扁，长约 2 毫米，宽约 1 毫米，外具肉质花被片 4 枚。

⊙ 营养分析：含有鞣酸、脂肪酸、苹果酸等营养物质，能帮助脂肪、蛋白质及淀粉的消化，经常食用桑葚可以起到健脾养胃的功效。

⊙ 习性 喜光，对气候、土壤适应性都很强，耐寒，耐旱，不耐水湿。

⊙ 分布：全国各地均有栽培。

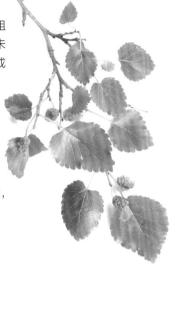

树皮有条状浅裂，根皮黄棕色

单叶互生，叶片卵形或宽卵形，边缘有齿

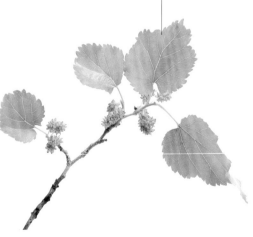

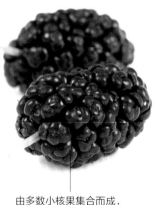

由多数小核果集合而成，果实呈长圆形，黄棕色、棕红色至暗紫色。小核果卵圆形，稍扁

果期：5~6 月　**小贴士：可直接食用，也可煮粥或与其他水果一起打汁，还可制酒或醋**

○ 品种鉴别：

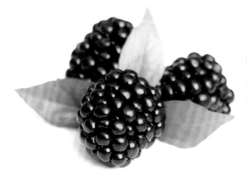

红果 1 号
　　树形直立紧凑，枝条粗长，节间较密，叶片大，果实圆筒形，紫黑色，果汁多，果味酸甜，是高产型果叶兼用及加工用品种。

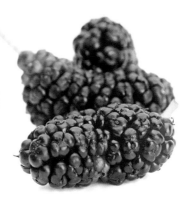

红果 2 号
　　长筒形，单果重 3 克左右，紫黑色，果味酸甜爽口，果汁鲜艳，5 月上中旬成熟，可做果叶兼用及加工用品种。

黑珍珠
　　该品种树形开张，枝条细长，花果极多，果实较大，圆筒形。果实成熟后由紫红色到紫黑色，果面光泽性强，颜色鲜艳，像黑珍珠一样。口感酸甜适口。

白玉王
　　果长 3.5~4 厘米，果径 1.5 厘米左右，长筒形。果色乳白色，汁多，甜味浓，含糖量高，5 月中下旬成熟，成熟期 30 天左右。

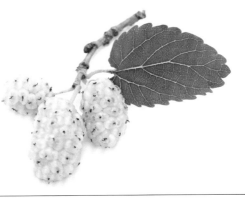

别名：黑加仑、黑豆果、紫梅
科属：茶藨子科，茶藨子属

黑醋栗

　　小枝灰褐色或灰紫色，表面平滑，皮不裂或稍裂；嫩芽呈长卵圆形或椭圆形，叶子基部呈心脏形，上面是深绿色，下面的颜色较浅，两面都没有毛；花序轴和花梗会有很短的柔毛，花两性，花序下垂或呈弧形；果实呈圆形，少有椭圆形，直径 8~11 毫米，果实平滑没有毛。

○ 营养分析：含有丰富的维生素、糖类和有机酸等物质，其中维生素 C 的含量非常高，经常食用，可以补充人体所需的维生素 C，还可以用来制作果酱和饮料。

○ 习性：喜光、耐寒、耐贫瘠。

○ 分布：新疆及东北地区。

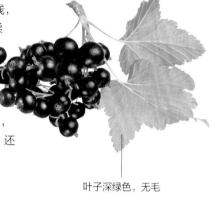

叶子深绿色，无毛

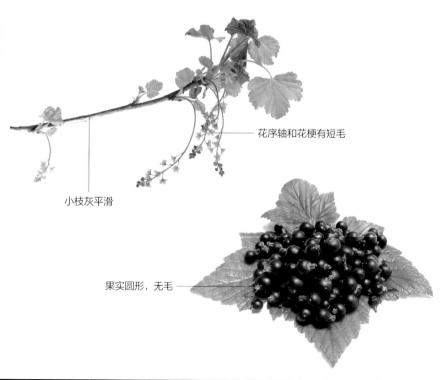

花序轴和花梗有短毛

小枝灰平滑

果实圆形，无毛

果期：7 月中下旬　小贴士：黑穗醋栗可制成"黑豆果酱""黑豆蜜酒"，也可制作清凉饮料

別名：柿桃、朱果、猴枣
科属：柿树科，柿树属

柿子

　　具有润肺化痰、清热生津、涩肠止痢、健
脾益胃、润肠生津、凉血止血等多种功效，可
缓解大便干结、痔疮疼痛或出血、干咳、喉痛、
高血压等症。柿子是慢性支气管炎、高血压、
动脉硬化、内外痔疮患者的天然保健食品。用
柿子叶子煎服或冲开水代茶饮，也有促进机体
新陈代谢、降低血压、增加冠状动脉血流量及
镇咳化痰的作用。

◎ 营养分析：营养价值很高，含有丰富的葡
萄糖、果糖、蛋白质、胡萝卜素、维生素C、
钙、磷、铁和锌等物质，可以为人体提供多种
营养。

◎ 习性：喜光，喜温暖亦耐寒，对土壤要求
不严，以土层深厚、排水良好、富含有机质
的壤土或黏壤土为佳。

◎ 分布：河北、北京、河南、山东和山西等地。

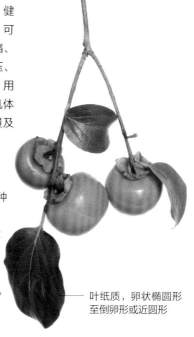

叶纸质，卵状椭圆形
至倒卵形或近圆形

嫩时绿色，后变黄色、
橙黄色,老熟时呈橙红
色或大红色

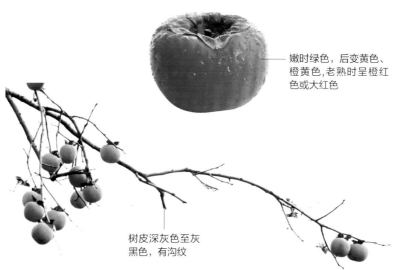

树皮深灰色至灰
黑色，有沟纹

果期：9~10月 ｜ 小贴士：柿子不需要清洗，去皮后可直接食用，还可以酿成柿酒、柿醋

◯ 品种鉴别：

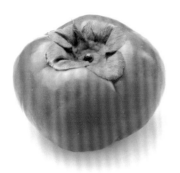

罗田甜柿
　　指中国湖北省大别山区罗田县产的甜柿，是全球唯一自然脱涩的甜柿品种。特点是个大色艳，身圆底方，皮薄肉厚，甜脆可口。肉质细密，核较多，品质中上。

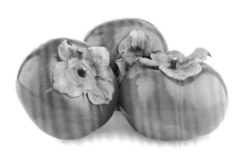

青州大萼子柿
　　分布在山东省。呈矮圆头形，果肉橙黄色，肉质松脆，汁多味甜，脱涩后质地极柔软，味甚香甜，无核，品质极上。其饼制品色鲜，霜厚，柔软，味正，久存不干，以"青州吊饼"驰名中外。

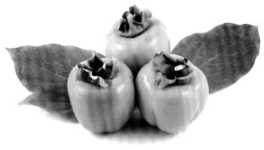

金瓶柿子
　　是青岛地区的乡土品种，属涩柿，可自花授粉。果实高桩，顶尖部较平顶，肩部圆形，因果皮金黄色有光亮，所以人们称它为金瓶柿子。除鲜食果外，它还是绿化、观赏、美化的优良树种之一。

富平尖柿
　　主要分布在陕西省富平县。果个中等，长椭圆形。肉质致密，味极甜，无核或少核，品质上等。该品种加工的"合儿饼"具有个大、霜白、底亮、质润、味香甜五大特色，深受国内外市场欢迎。

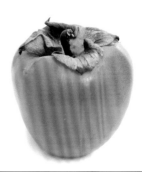

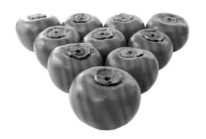

火晶柿子
　　果实色红如火，果面光泽。个小色红，果实扁圆，晶莹光亮，皮薄无核，凉甜爽口，甜而不腻，且果皮极易剥离。适合用来酿柿子酒。

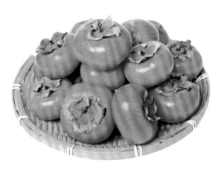

曹州镜面柿
　　山东菏泽的特产果品，用镜面柿加工的"曹州耿饼"素以质细、味甜、多霜而驰名中外。果实中等大，果形扁圆。果皮薄而光滑，橙红色，果肉金黄色，味香甜，汁多，无核。

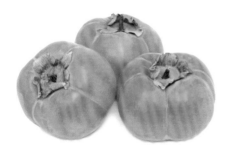

无核方柿
　　浙江省临安市昌北山区特有的优良柿种，因呈方形又无核而得名。柿果色泽美丽，甜美爽口，涩味极轻。世代相传已逾两百余年，全身是宝，经济价值很高。适合做成果酱后食用。

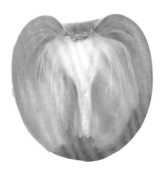

牛心柿
　　产于河南省渑池县石门沟，因其形似牛心而得名。顶端呈奶头状凸起，果实由青转黄，10月份成熟果色为橙色。

别名：山麻子、东北醋栗、狗葡萄、山樱桃、灯笼果
科属：虎耳草科，茶属

东北茶藨子

　　小枝呈灰色或褐灰色，皮纵向或长条状剥落，嫩枝褐色；叶宽大，基部心脏形，幼时两面有灰白色短柔毛，逐渐脱落，叶柄长 4~7 厘米，有短柔毛；花两性，卵圆形，花药近圆形，红色；果实呈球形，直径 7~9 毫米，红色无毛，种子多数，圆形。

● 营养分析：果实具有药用价值，味酸，性温。果实含有维生素 C 及果胶酶，可做水果食用，也可加工成保健食品。

● 习性：性喜阴凉而略有阳光之处，生于山坡或山谷针、阔叶混交林下或杂木林内。

● 分布：黑龙江、吉林、辽宁、内蒙古、河北、山西、陕西、甘肃和河南等地。

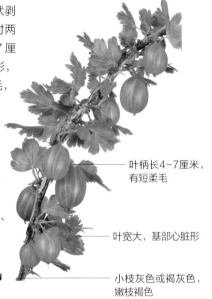

叶柄长 4~7 厘米，有短柔毛

叶宽大，基部心脏形

小枝灰色或褐灰色，嫩枝褐色

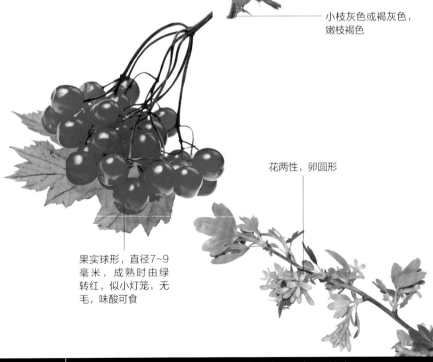

果实球形，直径7~9毫米，成熟时由绿转红，似小灯笼，无毛，味酸可食

花两性，卵圆形

果期：7~8 月　小贴士：果肉可直接食用，也可制作果浆或造酒，种子可榨油

别名：洋蒲桃、紫蒲桃、爪哇蒲桃、水石榴、天桃、辈雾
科属：桃金娘科，蒲桃属

莲雾

　　乔木，成年树高3米，周年常绿，多次抽枝，结果多。叶对生，叶柄极短，叶片椭圆形至长圆形，长10~22厘米，宽6~8厘米。聚伞花序顶生或腋生，有白色花数朵；花梗长5毫米左右；萼管倒圆锥形，长7~8毫米，宽6~7毫米；雄蕊较多，长约1.5厘米，花柱长约3厘米。果实呈梨形或圆锥形，肉质，洋红色，长约5厘米，先端凹陷，有宿存的肉质萼片。

○ 营养分析：含有蛋白质、膳食纤维、糖类、B族维生素、维生素C、铁和锌等营养成分，能清除体内毒素和多余的水分，促进血液和水分新陈代谢，有利尿、消水肿的作用。

○ 习性：性喜温，怕寒，适宜生长温度为25~30℃，喜湿润土壤，适应性强。

○ 分布：原产马来半岛，我国台湾、广东部分地区引进栽培。

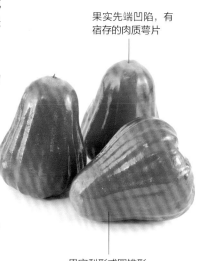

果实先端凹陷，有宿存的肉质萼片

果实梨形或圆锥形

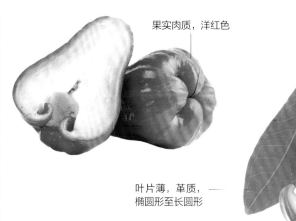

果实肉质，洋红色

叶片薄，革质，椭圆形至长圆形

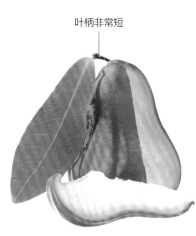

叶柄非常短

果期：5~7月　　小贴士：以鲜果生食为主，也可盐渍、糖渍、脱水蜜饯或制成果汁等

◎ 品种鉴别：

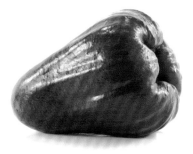

飞弹莲雾
　　其果皮色泽黑红，外观为长形，果肉厚而多汁，且裂果少，可与其他品种错开，达到产果期调节的效果，让民众在夏季也可享用到优质莲雾。

蜜风铃莲雾
　　外形酷似单个风铃，略有苹果香气，味道清甜，清凉爽口，脆甜多汁，营养丰富。

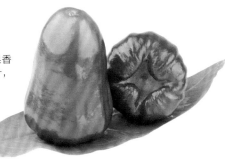

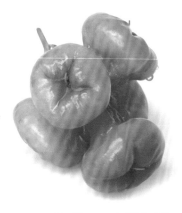

甘蔗莲雾
　　色泽深红色，因果型稍长、形状特别而得名。

水晶莲雾
　　果实为宝葫芦形，粉红色，单果重150~250克。口感清爽，甜度高，水分多，在高温条件下色彩依然鲜艳。适合做成蜜饯食用。

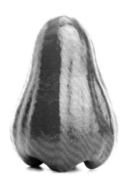

子弹莲雾

其形状像子弹一样，外表色泽红艳欲滴，果肉呈晕开的红色。产量较低。

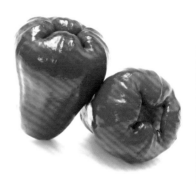

巴掌莲雾

市面上果形最大的莲雾，自印度尼西亚引进，由于其果形硕大如巴掌，口感甜脆多汁且具有蒲桃香气，又称香水莲雾。一般果长约 10 厘米，果皮深红，果肉口感脆而纤维细致，酸味不明显。

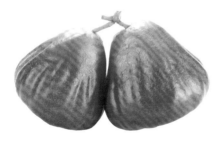

斗笠莲雾

色泽淡粉红色，果长平均约 4.3 厘米，果顶宽约 4.7 厘米，纵径比横径短。内常含种子 1~2 粒，为中熟品种。

白莲雾

又称白壳仔莲雾、新市仔莲雾、翡翠莲雾。色泽乳白色或清白色。果形小，长倒圆锥形或长钟形，果肉乳白色，具清香略带酸味，果长约 5 厘米，果顶宽约 4.4 厘米，近果柄一端稍长。

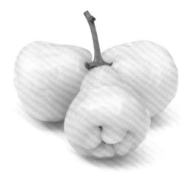

阳桃

　　树皮呈暗灰色，内皮淡黄色，干后茶褐色；叶子呈奇数羽状复叶，全缘，呈卵形或椭圆形，顶端渐尖，基部圆形；花由多朵组成聚伞花序或圆锥花序，粉红色或白色；浆果卵形至长椭球形，淡绿色或蜡黄色，有时带暗红色，浆果肉质，一般有 5 棱，横切面呈星芒状；种子黑褐色。

◐ 营养分析：含有丰富的糖类、维生素 C 及有机酸，且果汁充沛，能迅速补充人体的水分。

◐ 习性：性喜高温多湿，较耐阴，忌冷，怕旱，怕风。

◐ 分布：福建、台湾、广东、海南、广西和云南等地。

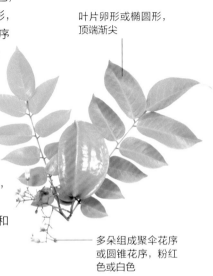

叶片卵形或椭圆形，顶端渐尖

多朵组成聚伞花序或圆锥花序，粉红色或白色

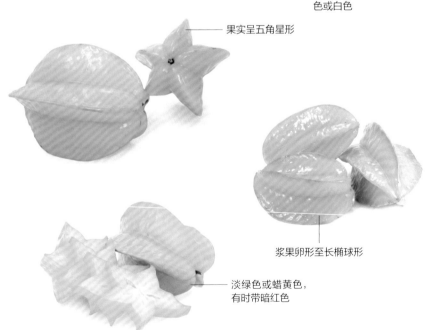

果实呈五角星形

浆果卵形至长椭球形

淡绿色或蜡黄色，有时带暗红色

果期：7~12 月 ┃ 小贴士：阳桃无论食生果或饮汁，最好不要加冰食用

◎ 品种鉴别：

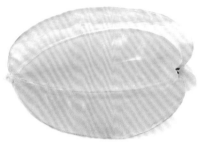

马来西亚甜阳桃
　　果形正、果色鲜黄、果棱厚、果心小、肉质爽脆化渣，可食率高，汁多清甜，有蜜香味，品质极优。

红种甜阳桃
　　广东潮安县优良地方品种。果形正，果棱厚，肉淡绿黄色，清甜多汁，果心中等，品质好。

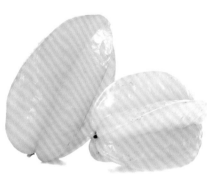

水晶蜜阳桃
　　又叫红阳桃，原产马来西亚，我国广东湛江栽培较多。果实较大，未成熟果皮有明显的水晶状果点，成熟果实金黄色，质地较硬，肉脆化渣，汁多，香甜可口，有蜜香，品质极优。

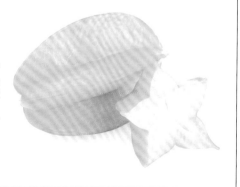

香蜜阳桃
　　原产马来西亚，当地称"沙登仔肥阳桃"。我国海南有较大面积栽培。果实充分成熟时黄色，单果重150~300克，汁多，味清甜，化渣，纤维少，果心小，种子少或无籽，可食率88%~96%。

别名：甘蕉、弓蕉、芽蕉
科属：芭蕉科，芭蕉属

香蕉

　　香蕉的植株丛生，普遍不到 2 米，最高达 4~5 米；假茎高约 50 厘米，基部粗壮，肉红色，上部细小，呈带灰绿的紫红色，黑斑大而显著；叶片长圆形，深绿色，无白粉，叶背浅绿色，有白粉；果实长圆形，果棱明显，有 4~5 棱，先端渐狭；果皮由青绿色转黄色，无种子。

○ 营养分析：营养价值很高，属于高热量的水果，含多种微量元素和维生素，其中维生素 A 能促进生长，增强对疾病的抵抗力。

○ 习性：喜湿热气候，在土层深、土质疏松、排水良好的地里生长旺盛。

○ 分布：主产于广东、广西、福建、台湾、云南和海南等地，贵州、四川、重庆也有少量栽培。

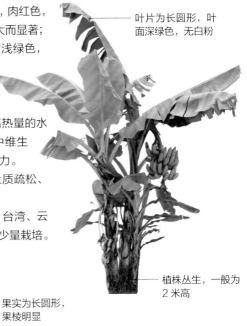

叶片为长圆形，叶面深绿色，无白粉

植株丛生，一般为 2 米高

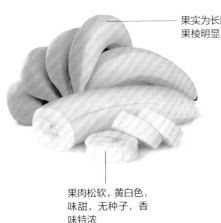

果实为长圆形，果棱明显

果肉松软，黄白色，味甜，无种子，香味特浓

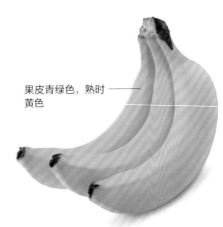

果皮青绿色，熟时黄色

果期：全年 ｜ 小贴士：熟香蕉可制成香蕉粉，也可加工制罐、果脯、香蕉干、果汁、香精等

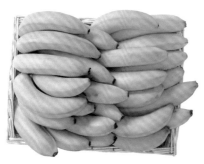

北蕉

　　是我国台湾最重要的香蕉品种，分布于南部（高雄至屏东）和中部（台中）地区。果指形状略呈弓形。熟后果皮金黄色，肉淡黄色，细嫩香甜，风味品质极佳，尤其是 3~6 月果最为优良。

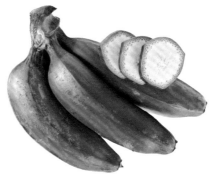

红皮蕉

　　由果皮颜色而得名，世界各蕉区均有种植。果房呈紫红色，果把数仅 5~6 把。果指略短而直，果实淡绿色，果皮在催熟后呈鲜紫红色，熟果橙黄色有条纹，果皮薄易裂，果肉黄白色带有酸味，香味甚浓。肉质较软，口感较差。

粉蕉

　　又称糯米蕉。茎中等粗。果形直间微弯，棱不明显，果皮青绿披少量白粉，成熟皮薄，淡黄或黄色，肉质滑，味甜，具微香。

李林蕉

　　又称"牛角蕉"或"树蕉"。果穗倾斜，不对称，果指细长而尖，呈 S 形，每串约 6~9 把果手。果直，果棱明显，催熟后果皮淡粉土黄色，近似粉蕉色泽。果皮薄，淡黄色，果肉细，味甜带酸，风味中等。

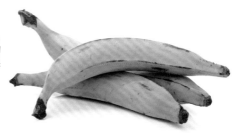

别名：红菇娘、挂金灯、戈力、灯笼草、洛神珠、泡泡草、菇蔫儿、菇茑
科属：茄科，酸浆属

酸浆

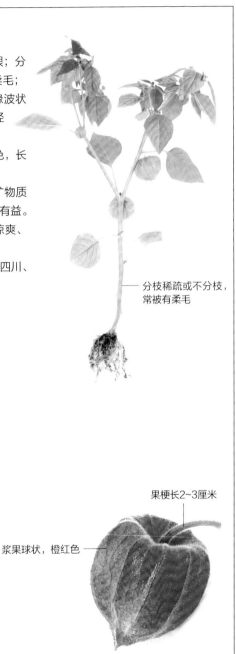

多年生草本植物，基部通常匍匐生根；分
枝稀疏或不分枝，茎节不是很膨大，有柔毛；
叶长卵形至阔卵形、有时菱状卵形，全缘波状
或者有粗牙齿；果实球状，橙红色，直径
10~15毫米；果萼卵状，橙色或火红色，
薄革质，顶端闭合；种子肾脏形，淡黄色，长
约2毫米。

◐ 营养分析：含有维生素、胡萝卜素、矿物质
和18种人体所需要的氨基酸，常食对身体有益。

◐ 习性：适应性很强，耐寒、耐热，喜凉爽、
湿润气候，喜阳光，不择土壤。

◐ 分布：甘肃、陕西、河南、重庆、湖北、四川、
贵州和云南等地。

分枝稀疏或不分枝，
常被有柔毛

果梗长2~3厘米

浆果球状，橙红色

花冠辐状，白色，
裂片开展

果期：6~10月 | 小贴士：将采收的酸浆果实用线穿成串，挂在通风处，可保存几个月时间

別名：安石榴、海石榴、若榴、丹若、山力叶
科属：石榴科，石榴属

石榴

　　树干呈灰褐色，有片状剥落，嫩枝黄绿色，呈四棱形，枝端多为刺状；单叶对生或簇生，矩圆形或倒卵形，叶面光滑，短柄，新叶嫩绿或古铜色；夏季开花，多为橙红色，也有黄色和白色，雄花花后会脱落，雌花会结果；浆果近球形，外种皮肉质，呈鲜红、淡红或白色；种子被肉质果肉包裹。

◐ 营养分析：维生素 C 的含量极高，还含有大量的有机酸、糖类、蛋白质、脂肪、维生素以及钙、磷、钾等矿物质。

◐ 习性：喜温暖向阳的环境，耐旱、耐寒，也耐瘠薄，不耐涝和荫蔽。对土壤要求不严，但以排水良好的夹沙土栽培为宜。

◐ 分布：全国各地。

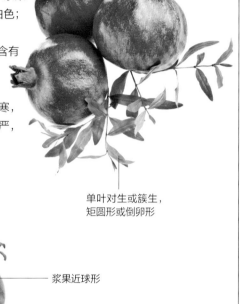

单叶对生或簇生，矩圆形或倒卵形

浆果近球形

种子多数具肉质外种皮

花多为橙红色，也有黄色和白色

果期：9~10 月 | 小贴士：石榴具有很强的抗氧化作用，带皮榨汁效果更佳

◎ 品种鉴别：

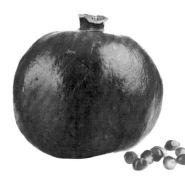

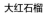

天红蛋石榴
　　原产于陕西临潼，果扁圆球形，皮厚，表面深红或紫红，子粒淡红色，汁多味甜。

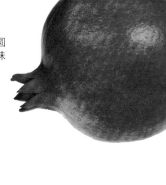

大红石榴
　　原产于云南呈贡，果实呈圆球形，子粒桃红白色，汁多，味甘无酸，品质中上。

红壳石榴
　　原产于云南巧家县，果实为球形，表皮红，子粒大，略圆，暗红多汁，味甘美。

小红种石榴
　　果实圆球形，果面粗糙，有不明显棱肋，底色淡绿黄，带红晕，子粒稍小，深红色。

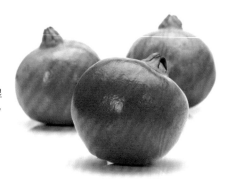

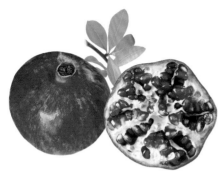

粉皮石榴

原产于安徽怀远，果大，略呈圆球形，表面有棱肋，皮深红，果粒鲜红色，汁多味甜。

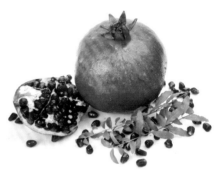

大红种石榴

原产于江苏省，晚熟品种，果为略扁的圆球形，子粒大，红色，多汁味甜，品质上乘。

白石榴

粤东特产，浆果近球形，径约10厘米，褐黄色至白色泛红，内具薄隔膜。种子多，包藏于白色或淡红色的果囊内。果皮细薄，籽粒晶莹饱满，个头硕大，汁液丰富，味道醇美，享有"白糖石榴"的美誉。

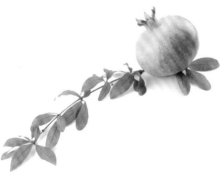

建水酸石榴

云南建水县特产，果实为圆球形，果实的横切面为六角或四方形，果实熟时鲜红色，子粒大，汁多肉厚，稍有酸味。适合洗净生食。

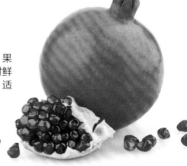

别名：鸡蛋果、洋石榴、受难果、巴西果、百香果、藤桃、热情果
科属：西番莲科，西番莲属

西番莲

　　茎很细，有毛，长达 4 米，叶腋处有卷须；叶互生，掌状 3 或 5 深裂，裂片呈披针形，先端尖，边缘有锯齿，基部心形，叶柄长 2~5 厘米；花单生于叶腋，花梗长 5~7 厘米，有 5 个花瓣，淡红色，内部有细须，呈浓紫色或淡紫色；浆果卵圆球形至近圆球形，长约 7 厘米，成熟时表面绿色减退，逐渐呈现红色；种子多数，倒心形，长约 7 毫米。

◎ 营养分析：含有丰富的蛋白质、脂肪、维生素、磷、钙、铁和钾等物质，还含有抗癌成分，经常食用对人体很有好处。

◎ 习性：喜光，喜温暖至高温湿润的气候，不耐寒，对土壤的要求不严格。

◎ 分布：云南、福建、广东、广西、海南、江西、四川和重庆等地。

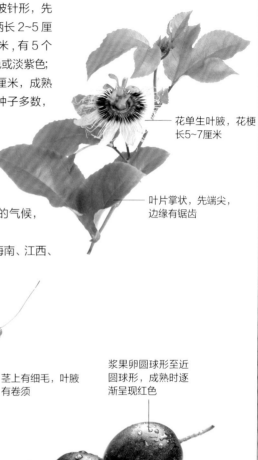

花单生叶腋，花梗长5~7厘米

叶片掌状，先端尖，边缘有锯齿

茎上有细毛，叶腋有卷须

浆果卵圆球形至近圆球形，成熟时逐渐呈现红色

种子多，倒心形

果期：夏、秋季　小贴士：优质的西番莲应该具有特殊的香味，且香味越浓郁表示成熟度越好

別名：树冬瓜、满山抛、番瓜、万寿果
科属：番木瓜科，番木瓜属

番木瓜

常绿软木质小乔木。高达 10 米，具乳汁。茎不分枝或有时于损伤处分枝，托叶痕螺旋状排列。叶大，近盾形，聚生于茎顶，直径可达 60 厘米；叶片掌状，常 7~9 深裂，裂片羽状分裂。花单性或两性，有些品种雄株偶生两性花或雌花。浆果肉质，成熟时橙黄色或黄色，长球形、倒卵状长球形、梨形或近球形，果肉柔软多汁，味香甜。种子多数，卵球形，成熟时黑色。

◎ 营养分析：含有多种酶元素、维生素、矿物质和酸类物质，经常食用可以为人体提供多种营养。

◎ 习性：喜温暖环境，喜半干半湿，不耐阴，对土质要求不高，但在土层深厚、疏松肥沃、排水良好的沙壤土中生长较好。

◎ 分布：福建南部、广东、广西、云南南部等地。

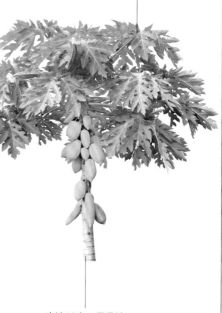

叶片掌状，常7~9 深裂，裂片羽状分裂

高达10米，具乳汁

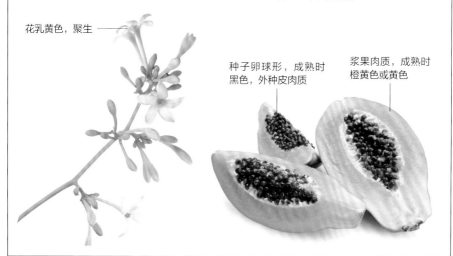

花乳黄色，聚生

种子卵球形，成熟时黑色，外种皮肉质

浆果肉质，成熟时橙黄色或黄色

果期：9~10 月　小贴士：挑番木瓜时要轻按其表皮，千万不可买表皮很松的，果肉一定要结实

◎ 品种鉴别：

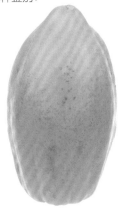

穗中红

　　具有早结、丰产、优质等优点。果大，果实色泽艳丽，味清甜，是鲜食、菜用的优良品种。

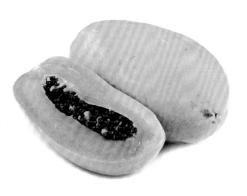

红铃番木瓜

　　该品种肉浅红色，品质好。两性果长圆形，雌性果椭圆形。成熟时果皮橙黄色，果皮光滑，果肉浅红色，果皮韧，果肉紧实，较耐储运。

苏罗

　　原产巴巴多斯，引至夏威夷而成为当地著名品种。价格较高，是国际市场的畅销品种。果小，单果重500克，两性花果实呈梨形或长椭圆形。果肉厚，带香味。

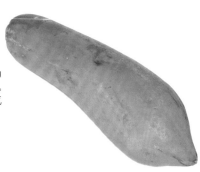

红妃

　　果实的形状有两种，雌性株的果实为长球形至椭圆形，两性株的果实为长棒形。果皮光滑、美观，果肉厚，肉质细嫩，气味芳香，汁多味甜，品质优。

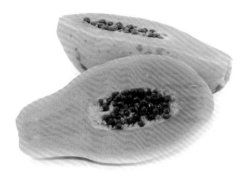

小果木瓜

　　果实分长椭圆形及近圆形两种，果肉红色，肉质嫩清甜，木瓜味浓。该品种较丰产，优质，是鲜果市场需求量较大的新品种，也是宾馆酒家的高级菜肴及超市的高档水果。适宜榨成果汁饮用。

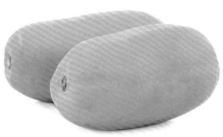

穗黄番木瓜

　　果实长圆形。单果重 0.8~1.3 千克，果肉厚约 2.6 厘米，果肉深橙黄色，肉质嫩滑，味甜清香，品质佳，是果、蔬兼用的品种。

香蜜红肉木瓜

　　杂交一代品种，果形长形或圆形。果实外形光滑，熟色深红，肉厚腔细，肉质嫩滑清甜，有独特的芳香味，品质特优。

马来西亚番木瓜

　　果型小，单果重 500~800 克，果肉红色，味清甜，含大量维生素 A 和维生素 C，具有很高的经济效益。

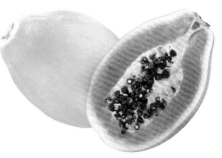

別名：吴凤柿、赤铁果、奇果
科属：山榄科，铁线子属

人心果

　　树干呈灰褐色，有明显的叶痕；叶子互生，密聚于枝顶，革质，呈长圆形或卵状椭圆形，叶端是急尖或钝，基部呈楔形，全缘或稀微波状，两面都没有毛，十分光泽；浆果呈褐色的纺锤形、卵形或球形，长4厘米以上；果肉呈黄褐色，种子扁平状。

◎ 营养分析：硒和钙的含量高居水果、蔬菜之首，硒能激活人体细胞，增强活力；钙能维持人体血钙平衡，预防由于缺钙而引起的骨质疏松。

◎ 习性：喜高温和肥沃的沙质土壤，适应性较强，在肥力较低的黏质土壤也能正常生长发育。

◎ 分布：云南、广东、广西、福建、海南和台湾等地。

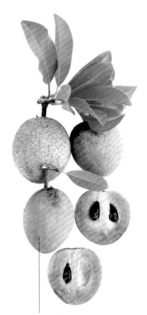

浆果褐色，呈纺锤形、卵形或球形

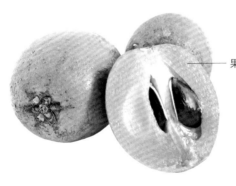

果肉黄褐色

树干灰褐色，有叶痕

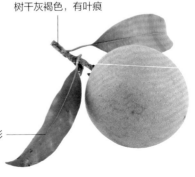

叶子革质，长圆形或卵状椭圆形

果期：4~9月　小贴士：在1.7~3.3℃、相对湿度85%~90%的冷库贮藏8周，风味更佳

別名：花念、芭乐、鸡屎果、拔子
科属：桃金娘科，番石榴属

番石榴

　　树皮呈灰色，表面平滑，片状剥落，嫩枝有棱，有毛；叶片革质，长圆形至椭圆形，先端急尖或钝，基部近于圆形，单叶对生，叶背有茸毛；花单生或聚生于叶腋，花两性，雄蕊多数；浆果球形、卵圆形或梨形，长 3~8 厘米，顶端有宿存萼片，果皮普通为绿色、红色、黄色，果肉柔软，白色及黄色，种子多数，小而坚硬。

◐ 营养分析：含有维生素 A、B 族维生素和丰富的维生素 C，以及微量元素钙、磷、铁和钾等，经常食用对人体有益。

◐ 习性：耐旱亦耐湿，好光，对土壤要求不严，以排水良好的沙质土壤、黏壤土栽培生长较好。

◐ 分布：台湾、海南、广东、广西、福建和江西等地。

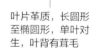

叶片革质，长圆形
至椭圆形，单叶对
生，叶背有茸毛

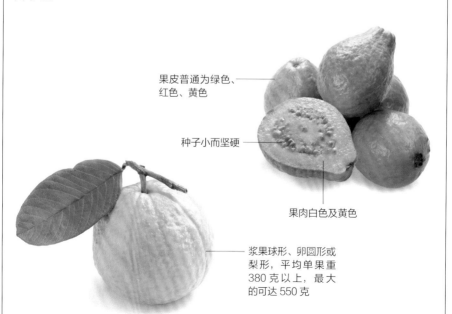

果皮普通为绿色、
红色、黄色

种子小而坚硬

果肉白色及黄色

浆果球形、卵圆形或
梨形，平均单果重
380 克以上，最大
的可达 550 克

果期：9~10 月 ┃ 小贴士：成熟的番石榴为浅绿色，果皮脆薄，食用时一般不用削皮，洗净即可

○ 品种鉴别：

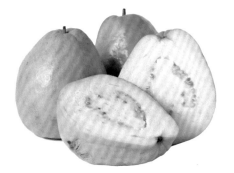

新世纪番石榴
　　果实呈长椭圆形，果形端正，果皮黄绿色，果肉厚，肉质脆，细嫩可口，种子较少，风味佳。

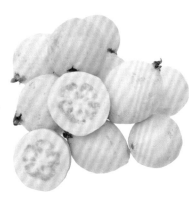

黄沙罗番石榴
　　果小，淡黄色，微酸，稍有草莓香气。未充分成熟果可制优质果冻。

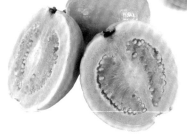

红心番石榴
　　番石榴的一种，果实较白心番石榴圆且小些，成熟后果肉是红色的。果香更加浓郁。

草莓番石榴
　　为六倍体，供鲜食或加工果汁、果冻等。适宜洗净后生食。

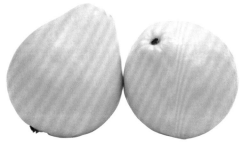

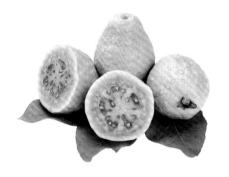

珍珠番石榴
　　果实呈卵圆形，种子少而软、风味佳，品质好的果品有特殊的芳香味。适宜榨成果汁饮料。

水晶无籽番石榴
　　果实呈扁圆形，果面有不规则隆起，果品肉质松脆，肉质嫩，口感好，品质优。

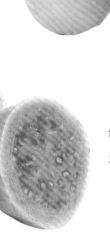

红皮红肉番石榴
　　果实呈长椭圆形，单果重 150 克左右，肉质细嫩，香滑可口，种子少。

巴西番石榴
　　为四倍体，果小，丰产，品质较好，较耐寒。

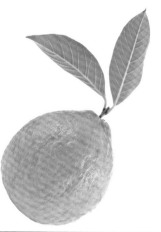

別名：波斯枣、番枣、伊拉克枣
科属：棕榈科，刺葵属

椰枣

　　树呈乔木状，高达 35 米，上部的叶斜升，下部的叶下垂，形成一个较稀疏的头状树冠；叶长达 6 米，叶柄长而纤细，多扁平，羽片呈线状披针形；浆果呈长圆形或长圆状椭圆形，似枣，长 3.5~7 厘米，成熟时深橙黄色，果肉肥厚；种子 1 颗，扁平，两端锐尖，腹面具纵沟。

● 营养分析：富含果糖，且很容易被人体吸收和利用，还含有很多维生素、蛋白质、矿物质，是滋补佳品。

● 习性：耐旱，耐碱，耐热而又喜欢潮湿。

● 分布：福建、广东、广西和云南等地。

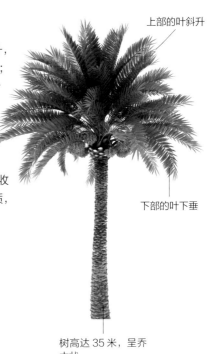

上部的叶斜升

下部的叶下垂

树高达 35 米，呈乔木状

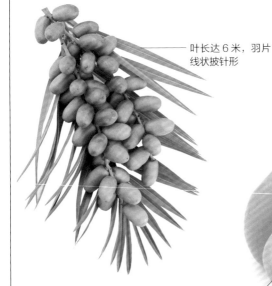

叶长达 6 米，羽片线状披针形

果实呈长圆形或长圆状椭圆形，成熟时深橙黄色

种子 1 颗，扁平，两端锐尖

| 果期：9~10 月 | 小贴士：在皮与内果实分离的空隙是小虫的栖息地，食用时应注意是否有虫子 |

別名：映日果、奶浆果、蜜果、树地瓜、文先果
科属：桑科，榕属

无花果

落叶灌木，高 3~10 米，有很多分枝；树皮呈灰褐色，皮孔明显，叶片厚纸质互生，广卵圆形，长宽近相等，叶边缘有不规则钝齿，表面粗糙，背面密生细小钟乳体及灰色短柔毛，基部浅心形；果实梨形，顶部下陷，成熟时紫红色或黄色，瘦果卵形，淡棕黄色，成熟时果实是紫色，无核，长约 2 厘米，直径 1.5~2.5 厘米。

◐ 营养分析：含有丰富的氨基酸，可补充人体所必需的 8 种氨基酸，还含有苹果酸、柠檬酸、脂肪酶、蛋白酶、水解酶等，能促消化。

◐ 习性：喜温暖湿润的海洋性气候，喜光、喜肥，不耐寒，不抗涝，但较耐干旱。

◐ 分布：土耳其、阿富汗、叙利亚、中国等。

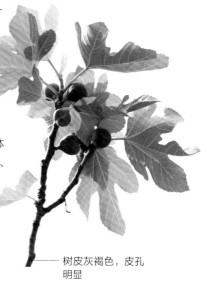

—— 树皮灰褐色，皮孔明显

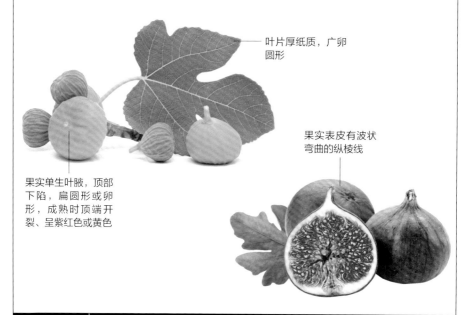

叶片厚纸质，广卵圆形

果实表皮有波状弯曲的纵棱线

果实单生叶腋，顶部下陷，扁圆形或卵形，成熟时顶端开裂、呈紫红色或黄色

果期：6~10 月 ｜ 小贴士：叶片宽大，果实奇特，夏、秋果实累累，是优良的庭院绿化和经济树种

第一章 浆果类 69

● 品种鉴别：

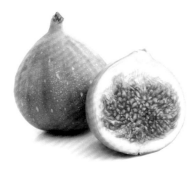

青皮

　　兼用种，以秋果为主。秋果呈倒圆锥形，单果重60~80克，最大达120克以上，成熟时为浅绿色，果顶不开裂，但果肩部有裂纹。果肉紫红色，中空，风味极佳。

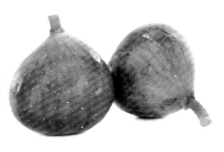

蓬莱柿

　　为秋果专用种，夏果极少。秋果为倒圆锥形或卵圆形，果顶圆而稍平且易开裂，单果重60~70克，果皮厚，紫红色。果肉鲜红色，较甜，但肉质粗，无香气。

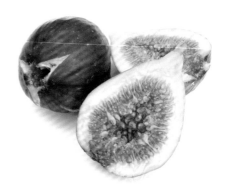

美利亚

　　该品种为鲜食大果型无花果优良品种。夏秋果兼用品种，以秋果为主，成熟期为7月中旬至10月中旬。果皮金黄色，薄而光亮；果卵圆或倒圆锥形，果目微开张；果实个大，果肉褐黄或浅，致密，微中空，汁多，味甜，风味佳。

陶芬

　　果实长卵圆形。果皮紫红色，果目较大，开裂。果点大，果实成熟期遇雨易裂口。果肉红色，肉质稍粗。

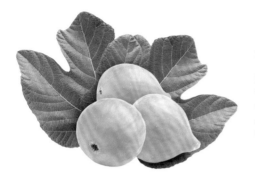

金傲芬

　　鲜食的最佳无花果优良品种，也是夏、秋果兼用品种，以秋果为主，7月下旬至10月下旬果实成熟。果皮金色，有光泽，似涂蜡质。果卵圆形，果颈分明，果目微开。果实个大。果肉淡，致密，味浓甜，鲜食极佳，品质极好。

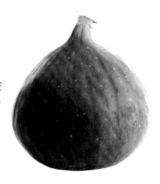

日本紫果

　　果皮熟前绿色，熟后紫褐色，果皮韧度大，果肉白色到琥珀色; 果实圆球形，果目处开裂。丰产，中晚熟品种。

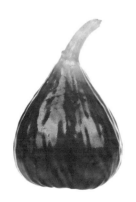

波姬红

　　为鲜食优良品种。夏、秋果兼用，但以秋果为主。果皮鲜艳，为条状褐红或紫红色，果柄短，果实长卵圆或长圆锥形，果肉微中空，为浅红或红色，汁多，味甜。

新疆早黄

　　新疆南部阿图什特有早熟无花果品种。夏、秋果兼用品种，秋果扁圆形，果熟时黄色，果顶不开裂，果肉草莓色，风味浓甜。该品种果中等大，为鲜食加工优良品种。

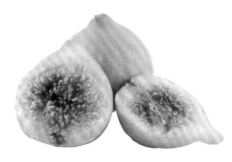

別名：小番茄、珍珠小番茄、樱桃小番茄
科属：茄科，番茄属

圣女果

　　植株有无限生长的，株高2米以上；叶为奇数羽状复叶，小叶多而细；花冠辐状，黄色，花萼裂片披针形；果实以圆球形为主，果实鲜艳，有红、黄、绿等果色，单果重一般为10~30克，种子比普通番茄小，心形。

◎ **营养分析**：含有谷胱甘肽和茄红素等特殊物质，可促进人体的生长发育，特别是可以促进小儿的生长发育，并且可增强人体抵抗力，延缓衰老。

◎ **习性**：喜温暖，较耐旱，不耐湿，以排水良好、土层深厚、肥沃的微酸性土壤种植为宜。

◎ **分布**：全国各地。

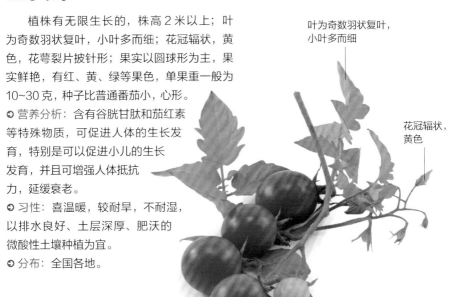

叶为奇数羽状复叶，
小叶多而细

花冠辐状，
黄色

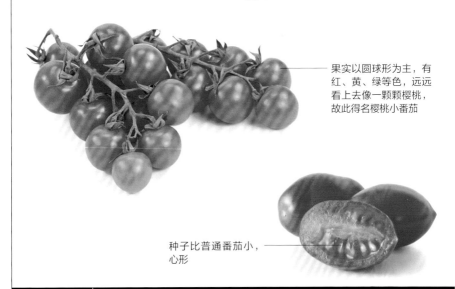

果实以圆球形为主，有红、黄、绿等色，远远看上去像一颗颗樱桃，故此得名樱桃小番茄

种子比普通番茄小，心形

果期：夏、秋季 | **小贴士：挑选圣女果时，要选颜色粉红、浑圆，表皮有白色小点点的**

○ 品种鉴别：

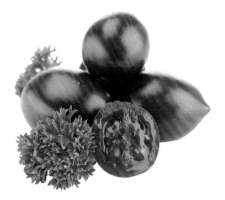

深红大枣番茄
　　果实最大，单果最重，椭圆形，果皮为紫红色，产量最高，皮色较差，品质一般。适宜做蛋糕的装饰。

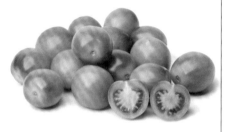

绿果樱桃番茄
　　果型圆形绿色，果肉坚硬，不易裂果，果实含糖量高，酸甜适口，品质佳。适合洗净之后生食。

黄圣女果
　　椭圆形，果皮黄色。果型相对较大，皮较厚，颜色鲜黄，品质相对较好。

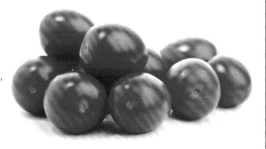

红圣女果
　　果型最小，为长椭圆形，产量高，品质最好。适合做果酱食用。

別名：费约果、斐济果、纳粹瓜、凤榴
科属：桃金娘科，菲油果属

菲油果

　　树高可达 5~6 米；叶厚革质，椭圆形对生，深绿色，有油脂光泽，叶背面有银灰色细茸毛；花色艳丽，紫红色，花瓣倒卵形；果不仅可作为水果食用，通常还可以做成奶昔、冰淇淋、果汁等饮料；种子较小，埋于果肉中。

● 营养分析：含有丰富的维生素 C、叶酸、植物纤维以及多种苷类和黄酮类物质，被称为"水果中的中华鲟"。

● 习性：喜温暖、光，耐旱，耐碱，对土壤要求不严格。

● 分布：原产中南美洲哥伦比亚、乌拉圭和阿根廷北部，盛产于新西兰，现在全球亚热带气候温暖地区广泛种植。

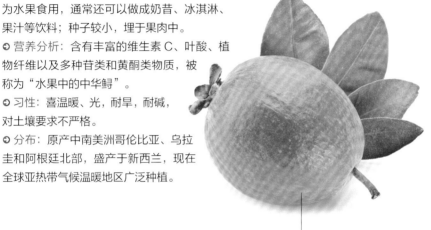

果实椭圆形，深绿色，有油脂光泽，背面有银灰色细茸毛

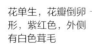

种子较小，深埋于果肉中

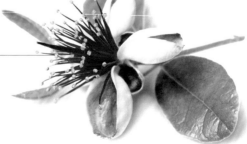

花单生，花瓣倒卵形，紫红色，外侧有白色茸毛

果期：3~6 月　　小贴士：果季短，不易保存运输，因此不适合大量出口

别名：仙人掌、霸王树、火焰、神仙掌、印度无花果
科属：仙人掌科，仙人掌属

梨果仙人掌

　　灌木至乔木状。茎为长圆形至匙形，长20~60厘米，厚而平坦，蓝粉色；花黄色至橙黄色，花托倒卵形，花瓣长圆形；浆果倒卵状椭圆形，长5~9厘米，先端凹入，有红、紫、黄或白色。

◎ 营养分析：含有大量的碳水化合物、蛋白质和纤维素、脂肪丰富，维持体温，保护内脏。

◎ 习性：喜强烈光照，耐炎热、干旱、贫瘠土壤。

◎ 分布：福建、广东、四川、云南等地。

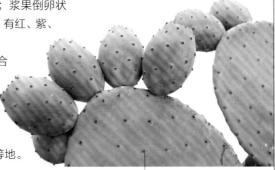

茎长圆形至匙形，厚而平坦，蓝粉色

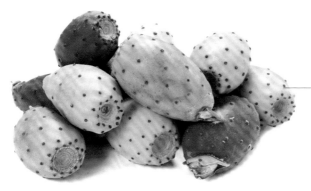

果实倒卵状椭圆形，先端凹入，有红、紫、黄或白色

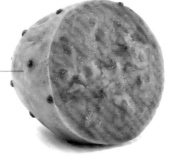

果实皮薄肉多，颜色鲜艳

果期：全年可采 ┃ 小贴士：清肺止咳，凉血解毒，可用于外敷和内服

别名：水蒲桃、香果、响鼓、风鼓、铃铛果
科属：桃金娘科，蒲桃属

蒲桃

　　乔木，主干极短，多分枝；革质叶片为披针形或长圆形，先端长渐尖，基部阔楔形，叶面多透明细小腺点，叶脉明显；聚伞花序顶生，花数朵，白色；萼管倒圆锥形，萼齿半圆形；阔卵形花瓣分离；雄蕊长2~2.8厘米，花药长1.5毫米；花柱与雄蕊等长。球形果实，果皮肉质，成熟时黄色，有油腺点。

◐ 营养分析：含有丰富的膳食纤维、蛋白质、碳水化合物和钙、铁、钠等微量元素。

◐ 习性：喜暖热气候，喜光，耐旱瘠和高温干旱，对土壤要求不严，适应性强，以肥沃、深厚和湿润的土壤为最佳，多生长在河边及河谷湿地。

◐ 分布：中国、马来西亚、印度尼西亚等地。

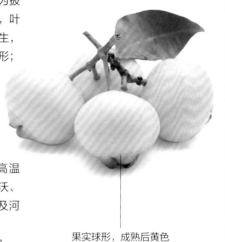

果实球形，成熟后黄色

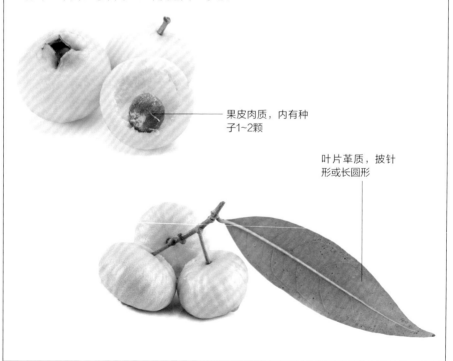

果皮肉质，内有种子1~2颗

叶片革质，披针形或长圆形

果期：5~6月 | 小贴士：果果实除鲜食外，还可制成果膏、蜜饯或果酱

别名：羊奶果、牛虱子果、羊奶头
科属：胡颓子科

胡颓子

常绿攀援灌木，高 2~10 米。无刺，幼枝密被锈色鳞片，芽绿色。单叶互生；叶柄锈色；叶纸质或近革质，椭圆形，先端渐尖或钝尖，基部阔楔形、钝形或圆形，全缘；侧脉 7~9 对，干燥后网状叶脉在上面略明显。花黄褐色，外被褐色鳞片，常 1~3 朵簇生于叶腋；花被筒圆筒形，上部 4 裂，裂片宽三角形，内面密生星状短柔毛；雄蕊 4，花丝极短，花药椭圆形；花柱无毛，几与花被裂片平齐。红色果实大，长椭圆形，具锈色鳞片，果核具明显的八肋。花期 10~11 月，果期次年 3~4 月。

◎ 营养分析：含有丰富的蛋白质、B 族维生素、维生素 C、水分、碳水化合物和钙、磷等物质。

◎ 习性：多野生，生于海拔 1100~1500 米的山地，对土壤的适应性强。

◎ 分布：云南、广西、广东、四川、湖北、河南南部。

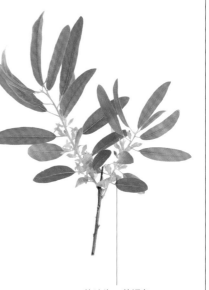

花腋生，黄褐色

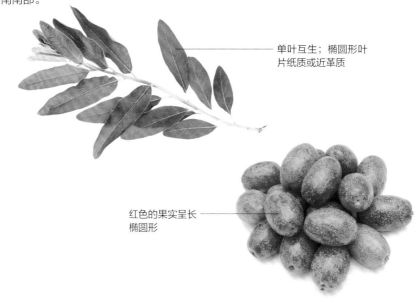

单叶互生；椭圆形叶片纸质或近革质

红色的果实呈长椭圆形

果期：次年 3~4 月 ｜ 小贴士：可鲜食，也可加工成果汁、汽水、罐头、蜜饯等

別名：白皮、山萝葡、野黄皮树、山豆、木荔枝、大连果
科属：大戟科，木奶果属

木奶果

木奶果枝株为常绿乔木，高 5~15 米；树皮灰褐色；纸质叶片呈倒卵状长圆形、倒披针形或长圆形，顶端短渐尖至急尖，基部楔形，全缘或浅波状，上面绿色，下面黄绿色，叶两面无毛；总状圆锥花序腋生或茎生，上有稀疏短柔毛；棕黄色花苞片呈卵形或卵状披针形；小花雌雄异株，无花瓣；子房卵形或圆球形，密被锈色糙伏毛，花柱极短或无，柱头扁平，2裂；浆果卵状或近圆球状，黄色后变紫红色，不开裂，内有种子 1~3 颗；种子扁椭圆形或近圆形。

◑ 营养分析：果肉含人体所需的多种微量元素和维生素。

◑ 习性：喜阴耐旱、喜光耐阴、抗逆性较强，是热带雨林典型的中下层森林树种。在一般土壤上均可生长，以土层深厚、排水良好的微酸性土壤为宜。

◑ 分布：中国广东、海南、广西和云南，印度、缅甸、泰国、越南、老挝、柬埔寨和马来西亚等地。

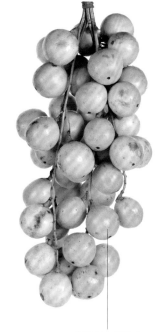
挂满果实的果穗

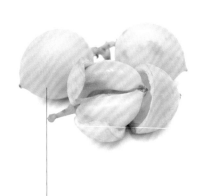
果实如李子般大小，成熟时呈红色或橙黄色

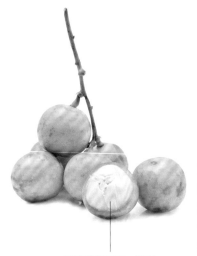
果肉酸甜可口，果肉内有3瓣种子

果期：果期 6~10 月 **小贴士：果树优美，果实美味，集观赏、食用、药用为一体**

别名：八月瓜、九月炸、甜果木通等
科属：木通科，木通属

三叶木通

　　落叶木质藤本。圆柱形茎纤细，茎皮灰褐色，上有圆形、小而凸起的皮孔；淡红褐色的芽鳞片呈覆瓦状排列；掌状复叶，互生或在短枝上的簇生，通常有小叶 3 片；纸质小叶呈倒卵形或倒卵状椭圆形，先端圆或凹入，有小凸尖，基部圆或阔楔形；伞房花序式的总状花序腋生；花略有芳香；长圆形或椭圆形果孪生或单生，成熟时紫色，腹缝开裂；卵状长圆形种子多数，略扁平，着生于白色、多汁的果肉中，种皮褐色或黑色，有光泽。

❍ 营养分析：富含蛋白质、脂肪、淀粉及各种可溶性糖，此外还含有钙、磷、铁、有机酸、维生素 B_1、维生素 B_6 等物质。

❍ 习性：喜阴湿，较耐寒。在微酸，多腐殖质的黄壤中生长良好。常生长在低海拔的山坡林下草丛中。

❍ 分布：中国长江流域各省区、日本、朝鲜。

果长圆形或椭圆形，成熟时紫色，腹缝开裂

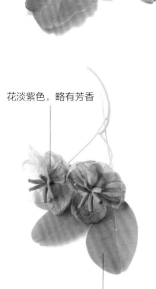

花淡紫色，略有芳香

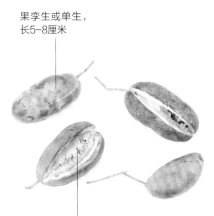

果孪生或单生，长5~8厘米

种子卵状长圆形，略扁平，着生于果肉中

小叶纸质，倒卵形或倒卵状椭圆形，先端圆或凹入

果期：6~8月　小贴士：果实除食用外还可酿酒，种子可榨油

别名：贴梗木瓜、铁脚梨、贴梗海棠、汤木瓜
科属：蔷薇科，木瓜属

皱皮木瓜

　　落叶灌木，高达 2 米。枝条直立开展，有刺；圆柱形小枝微屈曲，无毛，紫褐色或黑褐色，有疏生浅褐色皮孔；叶片卵形至椭圆形，边缘有尖锐锯齿；托叶大形，草质，肾形或半圆形，稀卵形，边缘有尖锐重锯齿，无毛；花萼筒钟状，外面无毛；半圆形稀卵形萼片直立；花瓣倒卵形或近圆形，猩红色，稀淡红色或白色；果实球形或卵球形，黄色或带黄绿色，上稀疏不明显斑点，味芳香；果梗短或近于无梗。

◐ 营养分析：有"百益之果"的美誉，还有丰富的蛋白质、脂肪、维生素 A、维生素 C、粗纤维及钙、磷、铁和多种氨基酸。

◐ 习性：适应性强，喜光，耐半阴、耐寒、耐旱。对土壤要求不严，在肥沃、排水良好的黏土中可正常生长，忌低洼和盐碱地。

◐ 分布：陕西、甘肃、四川、贵州、云南、广东。

果实球形或卵球形

花瓣倒卵形或近圆形，猩红色，稀淡红色或白色

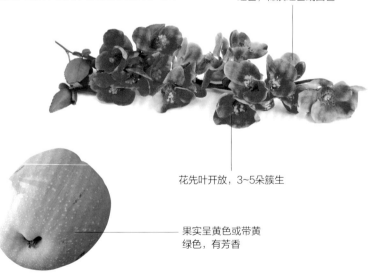

花先叶开放，3~5 朵簇生

果实呈黄色或带黄绿色，有芳香

果期：9~10 月 | **小贴士：** 皱皮木瓜含有丰富的有机酸，是风味独特的纯天然绿色食品

别名：莽吉柿、山竺、山竹子
科属：金丝桃科，藤黄属

山竹

　　最初果实的外果皮色素为绿色，上有红色条纹，接着整体变为红色，最后变为暗紫色；在外果皮的内层存在一些突起的脊，是柱头残留的痕迹，呈轮状排列；假种皮白色，由4~8瓣组成，为楔形，其中包含无融合生殖种子。

◎ 营养分析：山竹富含蛋白质、糖、脂类、羟基柠檬酸和山酮素等物质，还具有很好的抗氧化功效。山竹搭配减肥餐食用，瘦身效果很好。

◎ 习性：对土壤的适应性广，排水条件要求好，相对黏土，最好的生长条件是温暖、潮湿、无雨季的地区。

◎ 分布：泰国、越南、马来西亚、印度尼西亚和菲律宾等东南亚国家。

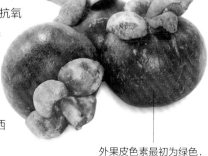

外果皮色素最初为绿色，有红色条纹，最后变为暗紫色

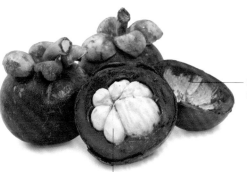

在外果皮的内层存在一些突起的脊

假种皮白色，由4~8瓣组成，为楔形

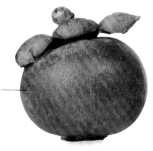

外果皮光滑无痕，木制，较厚

果期：5~10月 ┃ 小贴士：果皮厚硬，可用刀把果皮切开；也可用手将果皮捏出裂缝再掰开

释迦

　　树高 3~5 米，枝条细软，呈下垂状；叶片呈椭圆状披针形，先端短尖或钝，叶背呈灰绿色，嫩时有茸毛，后变秃净；果实呈圆锥形或球形，直径 5~10 厘米，浆果由多数心皮聚合而成，心皮在果面形成瘤状突起，假种皮为食用部分，乳白色，种子黑褐色或深褐色，表面光滑，呈纺锤形、椭圆形或长卵形。

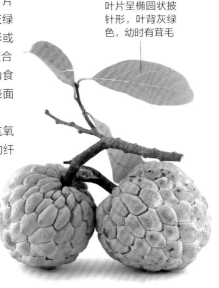

叶片呈椭圆状披针形，叶背灰绿色，幼时有茸毛

◑ 营养分析：含有丰富的维生素 C，属于抗氧化类水果，常食可以起到护肤的作用，它的纤维素含量很高，可以帮助排便。

◑ 习性：不耐寒，耐旱，忌积水，对土壤适应性较强，在排水性良好的沙壤土中生长迅速，果大，质好。

◑ 分布：海南、广东、广西、云南、福建和台湾等地。

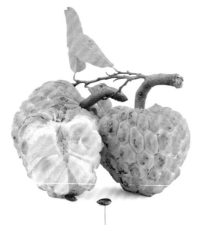

种子呈纺锤形、椭圆形或长卵形，黑褐色或深褐色，表面光滑

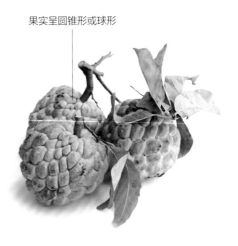

果实呈圆锥形或球形

果期：12 月 | **小贴士：** 释迦一定要熟软才能吃，变软后即可用刀剖开去皮食用，口感鲜美香甜

○ 品种鉴别：

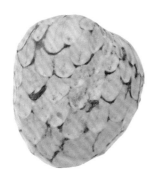

牛心释迦
　　果实由多数成熟心皮连合成肉质聚合浆果，球形，平滑无毛，有网状纹，熟时暗黄色。能有效延缓肌肤衰老。

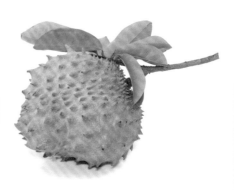

刺释迦
　　为番荔枝果树中热带性最强的树种。果实为番荔枝类中最大者，长卵形或椭圆形，表面密生肉质下弯软刺，随着果实发育，软刺逐渐脱落而残留小突体。果皮薄，暗绿色。果肉乳白色，微酸，供制果露、冰淇淋、混合果汁。能有效地促进消化。

圆滑释迦
　　常绿大灌木或小乔木。聚合果心形，果皮近平滑，熟果黄绿色，可食用、制果汁。适宜酿酒。

南美释迦
　　又名秘鲁番荔枝，能耐较长时间的低温，故又称冷子番荔枝。果实结构与普通番荔枝相似，果面瘤状突起明显，因而果皮可整块剥离。果肉乳白色，冰淇淋状，嫩滑，甜中带酸，风味可口，适于西方人的口味。可防癌抗癌。

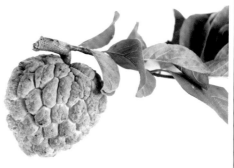

别名: 凤梨、黄梨、旺梨、旺来
科属: 凤梨科, 凤梨属

菠萝

　　叶呈莲座式排列, 剑形, 顶端渐尖, 全缘或有锐齿, 腹面绿色, 背面粉绿色, 边缘和顶端常带褐红色; 小果锥状突起, 果眼深, 苞片尖端超过小果, 果实呈圆筒形或圆锥形, 单果重400~1500克, 果皮有众多的花器 (俗称果眼或菠萝钉), 坚硬棘手, 聚花果肉质, 长15厘米以上, 果肉黄至深黄色, 肉质脆嫩。

🅞 营养分析: 含有大量的果糖、葡萄糖、B族维生素、维生素C、柠檬酸和蛋白酶等物质, 对人体很有益处。

🅞 习性: 耐寒性强、较耐阴, 以疏松、排水良好、富含有机质、pH5~5.5的沙质土壤或山地红土为宜。

🅞 分布: 台湾、广东、广西、福建和海南等地。

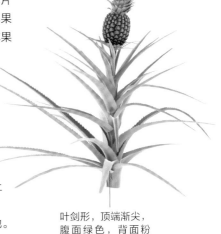

叶剑形, 顶端渐尖, 腹面绿色, 背面粉绿, 边缘和顶端常带褐红色, 叶片呈莲座式排列

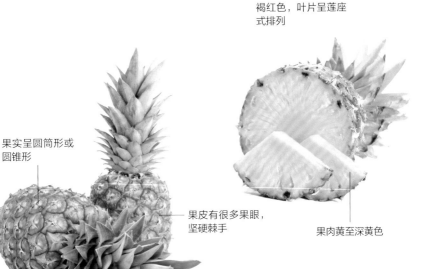

果实呈圆筒形或圆锥形

果皮有很多果眼, 坚硬棘手

果肉黄至深黄色

果期: 6~8月 | **小贴士: 将果肉切成块状, 在淡盐水中浸渍, 浸出苷类, 然后再吃**

◎ 品种鉴别：

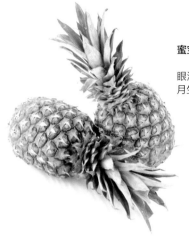

蜜宝菠萝
    果实圆筒形，果皮黄略带暗灰色。皮薄，芽眼浅。肉色黄或金，质致密细嫩，风味佳，4~10月生产。

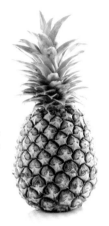

牛奶菠萝
    果实大圆筒形，灰黑色，成熟果皮暗，质松软，风味佳。果肉白色，有特殊香味，适于7~8月生产。适宜烹食做菜。

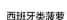

糖霜菠萝
    果肉乳白色，子房空隙小，纤维细，质软稍脆，汁多，酸度低。4月下旬至6月中旬品质最佳。

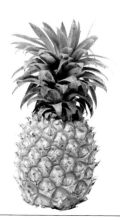

西班牙类菠萝
    果中等大，中央凸起或凹陷；果眼深，果肉橙黄色，香味浓。适宜榨成果汁饮用。

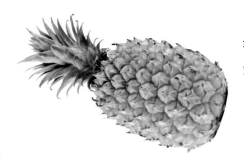

金桂花菠萝

　　果实圆锥形，果皮薄，芽眼浅，果肉黄质致密，纤维粗细中级，有桂花香味。

香水菠萝

　　果大，呈长圆筒形。果眼中等大小，且较平浅，果熟后呈金黄色，果肉黄色，肉质爽脆，清甜多汁，甜酸适中，有特殊香水味，入口化渣。

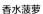

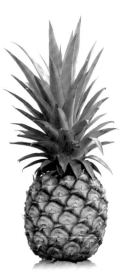

杂交种类菠萝

　　是通过有性杂交等手段培杂交种育的良种。果形不很规整，单果重 1200~1500 克。果肉黄色，质爽脆，纤维少，清甜可口，既可鲜食，也可加工罐头。适宜鲜食。

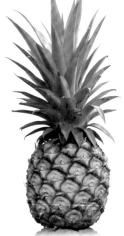

都乐金菠萝

　　表皮不太粗糙，果呈倒圆锥形，肉质比普通菠萝细腻得多，可以像西瓜一样切开吃，水分充足。果形美观，汁多味甜，有特殊香味，是深受人们喜爱的水果之一。

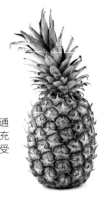

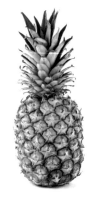

榴梿

　　果实为卵圆球形，一般重约 2000 克，外面是木质状硬壳，果实足球大小，果皮坚实，密有很多三角形的刺；果肉是由假种皮的肉包组成，肉色呈淡黄色，黏性多汁；每房有 3~4 粒如蛋黄大小的种子，共有 10~15 枚。

◑ 营养分析：营养价值很高，经常食用可以强身健体。榴梿中富含蛋白质、碳水化合物、膳食纤维、胡萝卜素、维生素 B_2、维生素 C 和多种矿物质。

◑ 习性：生长所在地日平均温度 22℃以上。

◑ 分布：广东、海南等地。

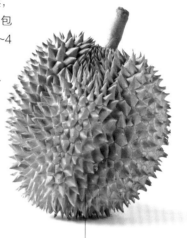

果实卵圆球形，外壳木质，足球大小，密生三角形刺

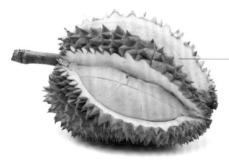

果肉淡黄，黏性多汁

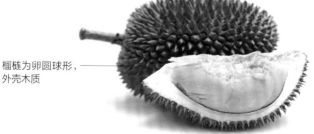

榴梿为卵圆球形，外壳木质

果期：9~12 月 ｜ 小贴士：将榴梿在地上轻摔，摔出裂口，从裂口处撬开即可取出榴梿肉食用

◎ 品种鉴别：

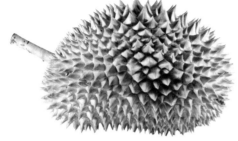

坤宝榴梿
　　拥有非常漂亮的鲜橙色泽，芳气浓郁，而且带有一点点苦甜的味道，曾获"榴梿之王"的美誉。

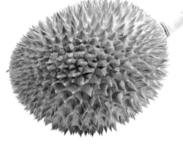

青尼榴梿
　　以叶子小，个头小，肉多，核小较受欢迎，果肉以深黄色为佳。个体较均匀，口感香甜。

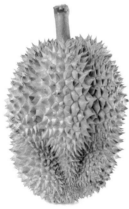

猫山王榴梿
　　颜色浓厚，以橙黄为主，色泽均匀艳丽，十分诱人。口感更丰富。

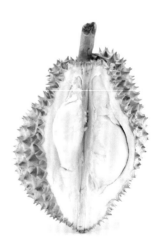

谷夜套榴梿
　　肉特别细腻，甜如蜜、核尖小，为"食家"所欢迎且评价最高的一种榴梿。

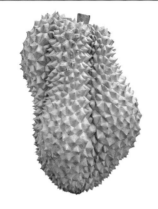

葫芦榴梿

　　外形略似葫芦，非常香甜、黏口，回味无穷。

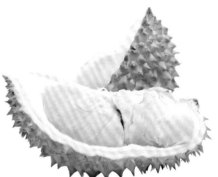

金枕头榴梿

　　是目前最受欢迎的一种，肉多且甜，果肉呈金黄色。肚脐是凸出来的，这是金枕头榴梿区别于其他榴梿的最显著特征。

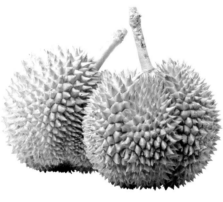

甲必利榴梿

　　果肉呈乳白色，风味极佳，甜中带些许苦，有些黏喉。此榴梿呈圆球形，是小巧玲珑的果王。

长柄榴梿

　　因为此种榴梿的果柄比其他品种要长而得名。此品种柄长且圆，整颗榴梿也以圆球形为主，果肉果核也呈圆球状，皮青绿色，刺多而密，果核大。

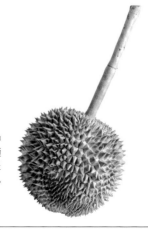

火棘

　　老枝呈暗褐色，无毛，侧枝短，先端成刺状，嫩枝表面有锈色短柔毛，芽小，表面有短柔毛；叶片呈倒卵形或倒卵状长圆形，先端圆钝或微凹，有时具短尖头，基部楔形，叶柄短，无毛或嫩时有柔毛；果实近球形，直径约5毫米，每穗有果10~20个，橘红色或深红色。

❍ 营养分析：含有丰富的有机酸、蛋白质、氨基酸、维生素和多种矿物质，一颗小红果中的维生素C含量相当于一个大苹果。

❍ 习性：喜强光，耐贫瘠，抗干旱，不耐寒，对土壤要求不严，而以排水良好、湿润、疏松的中性或微酸性壤土为好。

❍ 分布：陕西、江苏、浙江、福建、湖北、湖南、广西、四川、云南和贵州等地。

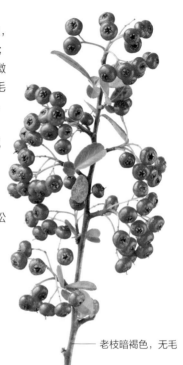

老枝暗褐色，无毛

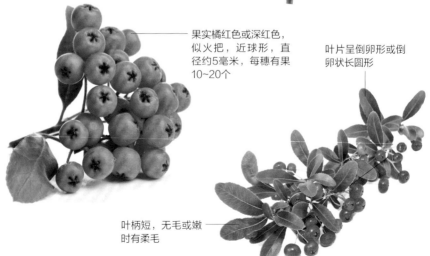

果实橘红色或深红色，似火把，近球形，直径约5毫米，每穗有果10~20个

叶片呈倒卵形或倒卵状长圆形

叶柄短，无毛或嫩时有柔毛

果期：8~11月 小贴士：火棘树叶可制茶，具有清热解毒、生津止渴、收敛止泻的作用

別名：醋柳、黄酸刺、达日布、酸刺柳
科属：胡颓子科，沙棘属

沙棘

老枝呈灰黑色，粗糙，嫩枝呈褐绿色，密被银白色而带褐色鳞片或有白色的星状毛；单叶近对生，叶柄短，呈狭披针形或长圆状披针形；叶片纸质，上面绿色，初有白色盾形毛或星状毛，下面银白色或淡白色，有鳞片；果实呈圆球形，橙黄色或橘红色，果梗长 1~2.5 毫米，种子小，黑色或紫黑色，椭圆形。

⊙ 营养分析：果实中含有丰富的营养物质和生物活性物质，其中的维生素 C 含量也很高，有"维生素 C 之王"的美称。

⊙ 习性：喜光，耐寒，耐酷热，耐风沙及干旱气候，对土壤适应性强。

⊙ 分布：山西、陕西、内蒙古、河北、甘肃、宁夏、辽宁、青海、四川、云南、贵州、新疆和西藏等地。

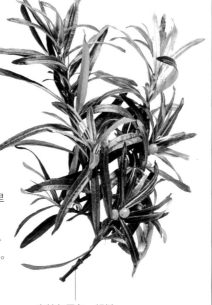

老枝灰黑色，粗糙

单叶近对生，叶片纸质，上面绿色，初被白色盾形毛或星状毛，下面银白色或淡白色，被鳞片

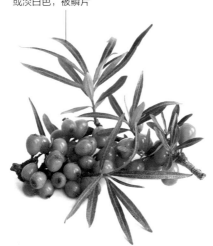

果实圆球形，呈橙黄色或橘红色，直径4~6毫米

果期：9~10 月 | 小贴士：果实可鲜食，还可加工成果汁、果酒、果醋、果脯、果浆、罐头等

第一章 浆果类 91

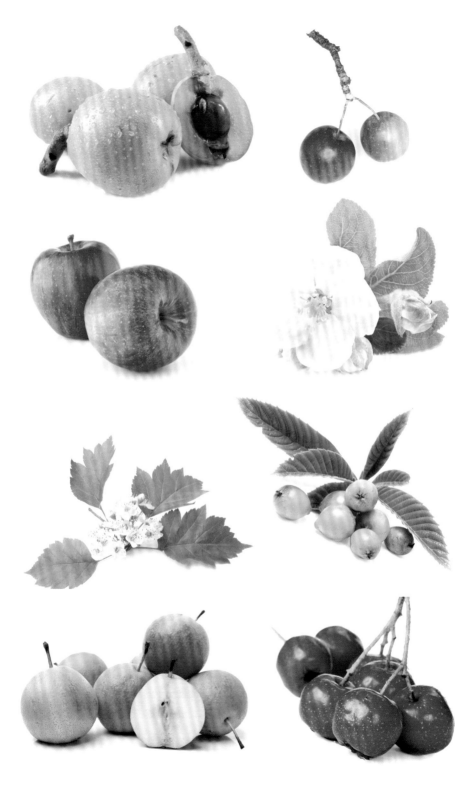

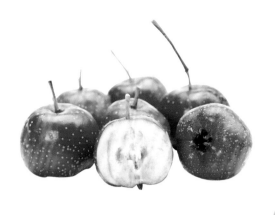

第二章
仁果类

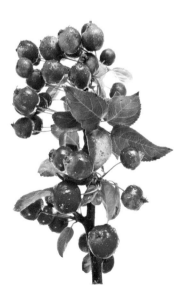

仁果类水果的果实是由子房与花托、
萼筒共同发育而成的肉质果。
果实中心有薄壁构成的若干种子室，
室内含有种仁。
可食部分为果皮、果肉。
仁果类水果主要包括苹果、梨、
山楂、枇杷等。
其中，苹果和梨是北方普通百姓家庭
最为常见的水果。

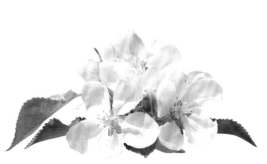

別名：奈子、平安果、智慧果、记忆果、林檎
科属：蔷薇科，苹果属

苹果

　　枝幼时有很多茸毛，紫褐色，长大后变光滑；叶序为单叶互生，椭圆形到卵形，边缘有圆钝锯齿，幼时两面有毛，后表面光滑，暗绿色；花白色带红晕，花梗与花萼均具有灰白色茸毛；果实略扁，球形，两端均凹陷，果实初时呈黄绿色，熟时呈深红色，或因品种不同而呈黄、绿等色，每果有 5 个心室，每心室有 2 粒种子。

◎ **营养分析：** 低热量水果，且果实的营养可溶性很大，很容易被吸收和利用，含有铜、碘、锰、锌、钾等元素，可补充人体所需的微量元素。

◎ **习性：** 喜光，喜微酸性到中性土壤，最适于土层深厚、富含有机质、通气和排水良好的沙质土壤。

◎ **分布：** 东北、华北、华东、西北和四川、云南等地。

花白色带红晕，花梗与花萼有灰白色茸毛

幼枝有茸毛，紫褐色

叶片呈椭圆形到卵形，有圆钝锯齿，幼时两面有毛，后表面光滑，暗绿色

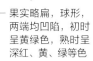

果实略扁，球形，两端均凹陷，初时呈黄绿色，熟时呈深红、黄、绿等色

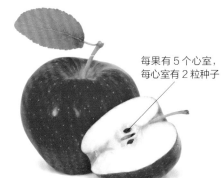

每果有 5 个心室，每心室有 2 粒种子

果期：7～11 月 | **小贴士：** 清洗苹果最好的办法是用盐水冲洗，但不要在水中浸泡过长时间

◐ 品种鉴别：

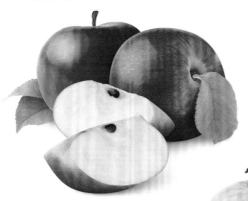

红富士苹果

    体积很大，遍体通红，形状很圆，平均大小如棒球一般。果实的重量中等，其果肉紧密，比其他很多苹果变种都要甜美和清脆。

辽伏苹果

    果实短圆锥形或扁圆形，底色黄绿，阳面略有淡红条纹，果面光滑，果肉乳白色，肉质细脆，汁多，风味淡甜，稍有香气。

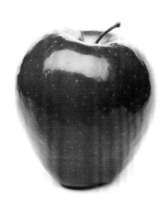

荷兰优系大红嘎拉

    是 1998 年从荷兰引进选育而成的嘎拉浓红苹果新品种。果型大，果实长圆柱形，果个整齐，果面光滑亮泽，无锈，蜡质中等，底色黄绿，色泽艳丽。皮薄，果肉乳黄色，肉质松脆，汁液多，甘甜爽口，香气浓郁独特，品质上等。适合用来加工成果干。

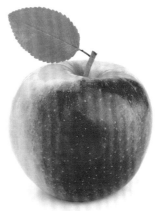

杰西麦克苹果

    果实中大，大小整齐，扁圆形至近圆形，底色黄绿，全面被有鲜红色晕，有不明显断续条纹，外观好。果面平滑，有光泽。果点小，较密。果皮薄，果肉黄白色，肉质松脆，风味酸甜，口味较浓，微有香气，品质中上等。

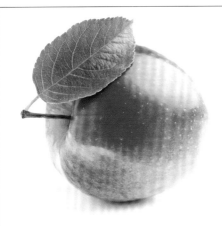

秦冠苹果

　　果为短圆锥形，底色黄绿，阳面有暗红晕及断续红条纹，在西北海拔较高的地区充分成熟时，可以达到全面暗红色，在海拔低的平原地区则难以着色。果面光滑，蜡质较多，果点明显，果皮较厚韧。果肉乳白色，肉质脆、稍致密，汁液较多，风味酸甜。

澳洲青苹

　　原产于澳大利亚，是世界知名的绿色品种。果皮光滑，翠绿色，脆硬，酸度大。果实大，扁圆形或近圆形。果肉绿白色，质较粗，松脆，果汁多，味酸，甜少。

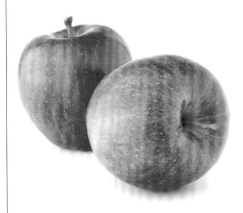

红将军苹果

　　从日本引进的早熟红富士的浓红型芽变，是一个非常优良的中熟品种。外形与我国传统的红富士极为相似。果肉呈黄白色，甜脆爽口，香气馥郁，皮薄多汁。适宜榨成果汁饮用。

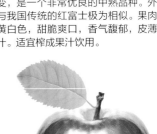

乔纳金苹果

　　果实圆锥形，阳面大部有鲜红霞纹和不明显的断续条纹。果面光滑有光泽，蜡质多，果点小，不明显。果肉乳黄色，肉质松脆，中粗汁多，风味酸甜，稍有香气。适合做成沙拉食用。

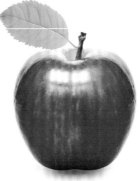

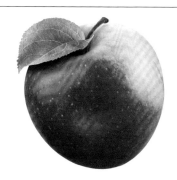

国光苹果

  个头中等，果实为扁圆形，大小整齐，底色黄绿，果粉多。果肉白或淡黄色，肉质脆，较细，汁多，味酸甜。结果晚，果实较小，果实着色欠佳。经过贮存后才酸甜适度，但有裂果现象。

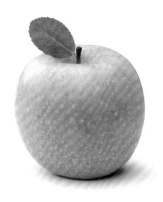

印度青苹果

  成熟果实较大，有长圆、卵圆、扁圆形等，两侧不等，作倾斜状面呈斜形。果面不平，有不明显的棱起，稍粗糙，光泽少，全面浅绿色，微黄，阳面微现紫红晕或红霞，果点多而大，圆形或不规则形，锈褐色，周边有青白色晕。

王林苹果

  日本福岛县用"金冠"与"印度"两个品种杂交选育而成，1952年命名，我国于1978年引入。果实卵圆形或椭圆形，全果黄绿色或绿黄色。果面光洁，果皮较厚。果肉乳白色，肉质细脆，汁多，风味酸甜，有香气。

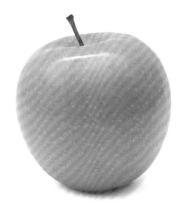

夏绿苹果

  果实近圆形，有的为扁圆形，果较小，底色黄绿，光照充分的果阳面稍有浅红晕和条纹。果面有光泽，蜡质中等，果皮薄。果肉乳白色，肉质硬而松脆，较致密。汁较多，风味酸甜。

別名：白梨、沙果梨、花盖梨、鸭梨
科属：蔷薇科，梨属

梨

　　小枝粗壮,幼时有柔毛,二年生的枝紫褐色,具稀疏皮孔；托叶膜质，边缘具腺齿，叶片卵形或椭圆形，先端渐尖或急尖，基部宽楔形，边缘有带刺芒尖锐齿，微向内合拢，初时两面有茸毛，老叶无毛。伞形总状花序，花瓣卵形；果实多呈卵形或近球形，先端有残留花萼。果肉黄白色，有的可见子房室，或灰褐色种子。

◐ 营养分析：富含糖、蛋白质、脂肪、碳水化合物及多种维生素，经常食用还能达到润肺的目的。

◐ 习性：耐寒、耐旱、耐涝、耐盐碱，喜光喜温，宜选择土层深厚、排水良好的缓坡山地种植。

◐ 分布：安徽、河北、山东、辽宁、江苏、四川、云南等地。

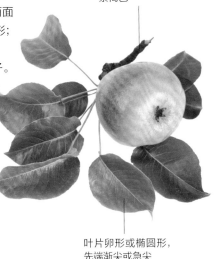

小枝粗壮，幼时有柔毛，二年生的枝紫褐色

叶片卵形或椭圆形，先端渐尖或急尖

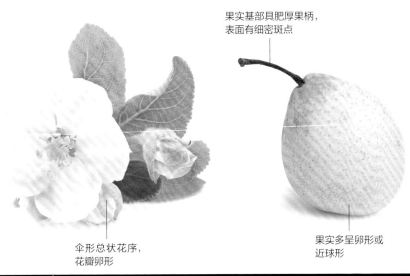

果实基部具肥厚果柄，表面有细密斑点

伞形总状花序，花瓣卵形

果实多呈卵形或近球形

果期：8~9月　小贴士：梨虽脆甜可口，但含有较多的果酸，所以胃酸多者不宜多吃

◎ 品种鉴别:

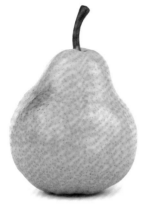

西洋梨
　　又称秋洋梨、葫芦梨。果实倒卵形或近球形，绿色、黄色，稀带红晕，具斑点。是梨中最甜的品种。

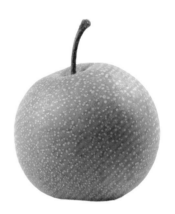

沙梨
　　又称金珠果。花白色，果实圆锥形或扁圆形，赤褐色或青白色。

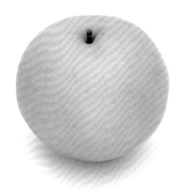

圆黄梨
　　该品种果实大，平均果重 250 克左右，最大果重可达 800 克。果形扁圆，果面光滑平整，果点小而稀，无水锈、黑斑。成熟后金黄色，不套袋果呈暗红色，果肉为透明的纯白色，肉质细腻多汁，酥甜可口，并有奇特的香味，品质极上。

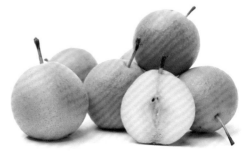

香水梨
　　又名香水、老香水、老梨、软儿梨、消梨。果实呈圆形。

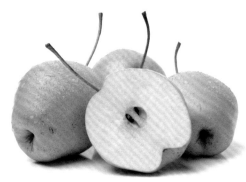

绿宝石梨
　　果实圆形或扁圆形，果形整齐，略偏斜。果皮黄绿，较美观，果肉黄白色，肉质细，汁多，石细胞团少。味极甜，品质佳。

香梨
　　维吾尔语叫"奶西姆提"。其特点是香味浓郁、皮薄、肉细、汁多甜酥，系梨之上品。香梨以库尔勒香梨产量大，质量好，库尔勒香梨在国际市场上被誉为"中华蜜梨""梨中珍品""果中王子"等。

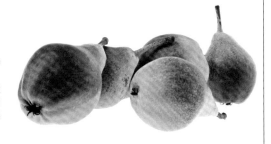

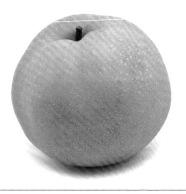

贡梨
　　清时，乾隆皇帝下圣旨，封砀山梨为贡品，故称"贡梨"。其果实硕大，黄亮美观。皮薄多汁、味浓甘甜，生吃可清六腑之热，熟吃可滋五脏之阴。适合榨成果汁饮用。

晚秋黄梨
　　有"梨中之王"的美称。晚秋黄梨果形扁圆硕大，不但醇香宜人、甜酸适口，而且含有丰富的蛋白质和脂肪。个大，味浓，水分多，果形整齐均匀，果实脆，耐贮存。色泽鲜亮。适宜制成甜品食用。

別名：山里果、酸里红、山里红果、赤爪实、棠棣子、羊棣
科属：蔷薇科，山楂属

山楂

树有很多树枝，老枝灰褐色，上有细刺，幼枝紫褐色，上有柔毛；叶片呈三角状卵形至棱状卵形，基部截形或宽楔形，边缘有不规则锐锯齿；复伞房花序，花序梗、花柄有长柔毛，花白色，后期变粉红色，果实球形，熟后深红色，表面具淡色小斑点，果实表面有细密皱纹，顶端凹陷，有花萼残迹。

◎ 营养分析：味酸，具有开胃的作用，可以生吃，也可以做成果脯、果膏食用；所含的黄酮类化合物牡荆素，是一种有抗癌作用的成分。

◎ 习性：稍耐阴，耐寒，耐干燥，耐贫瘠，在排水良好、湿润的微酸性沙质土壤上生长最好。

◎ 分布：山东、河南、河北、辽宁、山西、北京和天津等地。

叶片宽卵形或三角状卵形，边缘有不规则重锯齿

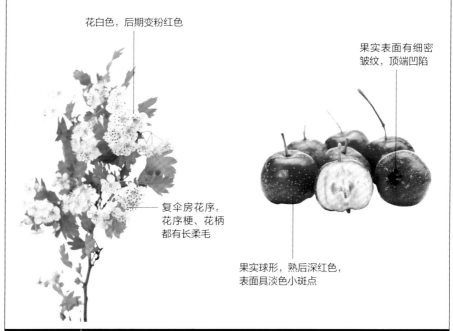

花白色，后期变粉红色

复伞房花序，花序梗、花柄都有长柔毛

果实表面有细密皱纹，顶端凹陷

果实球形，熟后深红色，表面具淡色小斑点

果期：9~10月　小贴士：山楂可直接食用，也可制成山楂酒、山楂果茶，或用来煮粥、炖汤

◑ 品种鉴别：

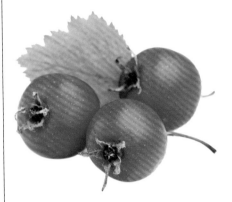

泽州红山楂

　　全国山楂之精品，味酸中带甜，个大，被称为"山楂王"。长在山岭纵横、沟壑交错的土石山区，通风透光条件好，得天独厚的自然条件，红圆个大，适宜生食。

敞口山楂

　　果实略呈扁平形，果皮大红色，有蜡光。果点小而密。梗洼中深而广。果顶宽平，具五棱。萼筒倒圆锥形，深陷，筒口宽敞，故称"敞口"。果肉白色，有青筋，少数浅粉红色，肉质糯硬，味酸甜，清酸爽口。

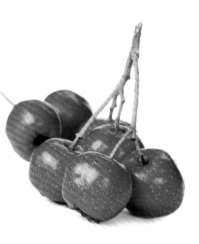

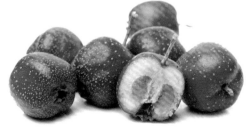

粉口山楂

　　果实呈圆形，阳面朱红色，阴面红色，果实表面有光泽，果肉紫色或粉色，是山楂加工的优良品种。适合制成罐头食用。

红肉山楂

　　果实圆形，色泽鲜红，果面带有果锈，果皮略粗；果点小，灰褐色，果肉血红或粉红色，质地松软，风味又异。适合榨成果汁食用。

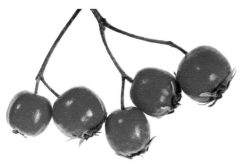

歪把红

  在其果柄处略有凸起，看起来像是果柄歪斜故而得名。2001 年起，市场上的冰糖葫芦主要用它作为原料。

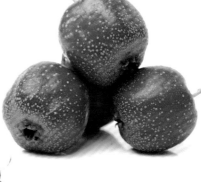

湖北山楂

  果实近球形，深红色，有斑点，萼片宿存，反折。小核 5 枚，两侧平滑。适宜制成糕点食用。

云南山楂

  果实扁球形。黄色或带红晕，有稀疏褐色斑点。内面两侧平滑，无凹痕。

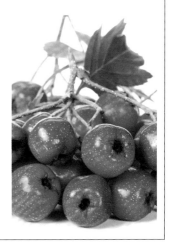

大金星山楂

  果实扁球形，果个大，紫红色，具蜡光。果点圆，锈黄色，大而密。果顶平，显具五棱。萼片宿存，反卷。梗洼广、中深。果肉绿黄或粉红色，散生红色小点，肉质较硬而致密，酸味强。

别名：芦橘、金丸、芦枝、琵琶果
科属：蔷薇科，枇杷属

枇杷

　　黄褐色常绿小乔木，小枝密生灰棕色茸毛；叶片革质、披针形、长倒卵形或长椭圆形，顶端急尖或渐尖，边缘有疏锯齿，表面皱，背面及叶柄密生锈色茸毛；果实初长时大如弹丸，近球形或长圆形，未熟时青绿色，成熟时黄色或橘黄色，外有锈色柔毛，后脱落；果子内有五个子房，种子呈球形或扁球形，种皮纸质，褐色。

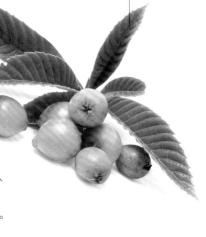

叶片革质，披针形、长倒卵形或长椭圆形

◎营养分析：含有果糖、葡萄糖、钾、磷、铁、钙以及维生素 A、B 族维生素、维生素 C 等，胡萝卜素的含量在水果中排在前三。

◎习性：喜光，稍耐阴，喜温暖气候和肥沃湿润、排水良好的土壤，稍耐寒，不耐严寒。

◎分布：四川、湖北有野生，全国各地都有栽培。

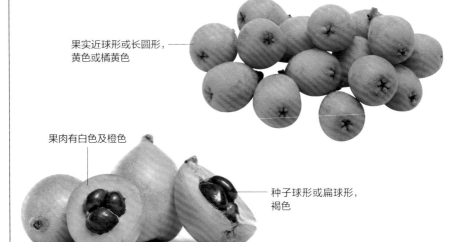

果实近球形或长圆形，黄色或橘黄色

果肉有白色及橙色

种子球形或扁球形，褐色

果期：5~6 月　小贴士：吃枇杷时要剥皮，可制成罐头或酿酒。枇杷叶可晾干制成茶叶

● 品种鉴别：

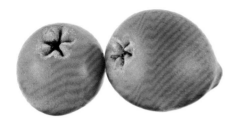

晚五星

　　又叫红灯笼，是晚熟枇杷之王，果实卵圆形或近圆形，极大。果皮橙红色，果面无锈斑或极少，果粉中厚。果肉橙红色，肉极厚，肉质细嫩，汁液特多，风味浓甜。适宜用来制酒。

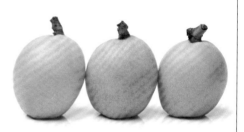

栎叶枇杷

　　产于云南东南部、四川西部。果实呈卵形至卵球形，个小，暗黑色，肉薄，独核。花期 9~11 月，果期 4~5 月。

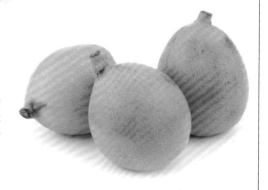

早钟 6 号

　　果实倒卵形至洋梨形，平均单果重52.7 克，最大的可超过 100 克。果皮橙红色，鲜艳美观，锈斑少，厚度中等，易剥离。果肉橙红色，平均厚约 0.9 厘米，质细，化渣，味甜，有香气。鲜食和制罐均宜。

台湾枇杷

　　又称赤叶枇杷，原产台湾恒春。叶薄，果小，圆形，10 月成熟，味甜可食，有治热病功效，耐寒力弱。其特点是夏花秋果。台湾、广东均有分布。适宜制成甜点。

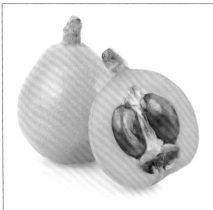

白沙枇杷

  又叫白玉枇杷，是我国特有的品种。果肉细嫩、皮薄、汁多，并富含多种营养成分，是上乘的保健水果。品质较佳，果个偏小，平均果重 25~30 克，过熟后风味变淡。一般 5 月底至 6 月上旬成熟。适宜制成果酱食用。

早五星

  有"早熟枇杷之王"的美誉，成都科技人员从实生树中选出，在成都地区一般 4 月 10 日左右成熟。该品种苗木数量极少十分珍贵。适合制成水果沙拉。

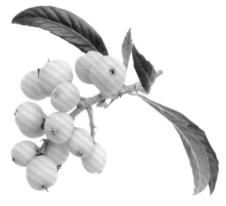

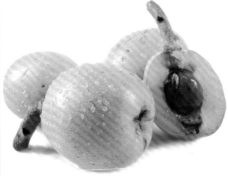

大花枇杷

  大花枇杷在四川西部有原生种。果较大，近圆形，橙红色，光滑。分布于四川、贵州、湖南等地。

怒江枇杷

  产于云南怒江沿岸。果实球形或椭圆形，肉质具颗粒状突起，基部和顶端有棕色柔毛。

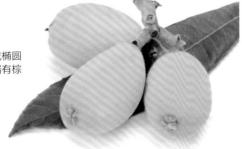

别名：花红、奈子、海棠果、文林果、花红果、林擒、五色来、联珠果
科属：蔷薇科，苹果属

沙果

　　小乔木，老枝暗紫褐色，有稀疏浅色皮孔，嫩枝有柔毛；叶片呈卵形或椭圆形，边缘有细锐锯齿，上面有短柔毛，逐渐脱落，下面有短柔毛，托叶小，披针形；果实卵形或近球形，果皮光滑，底色淡黄，有鲜红条纹。

○ 营养分析：酸甜可口，营养丰富，沙果中的有机酸、维生素含量非常丰富，食用沙果可以达到生津止渴的目的。

○ 习性：喜光，耐寒，耐干旱，亦耐水湿及盐碱，适生范围广，对土壤肥力要求不严，在土壤排水良好的坡地生长尤佳。

○ 分布：内蒙古、辽宁、河北、河南、山东、山西、陕西、甘肃、湖北、四川、贵州、云南、新疆等地。

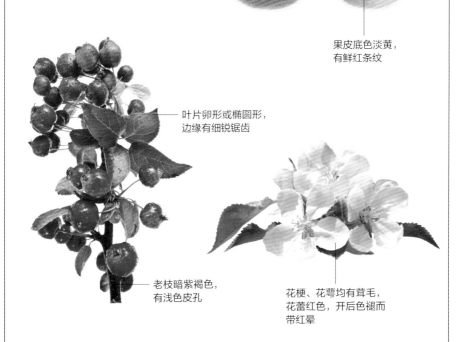

果皮底色淡黄，
有鲜红条纹

叶片卵形或椭圆形，
边缘有细锐锯齿

老枝暗紫褐色，
有浅色皮孔

花梗、花萼均有茸毛，
花蕾红色，开后色褪而
带红晕

果期：8~9月　小贴士：沙果可用来榨沙果汁，或做沙果汤，也可晒成沙果干，易于保存

第二章 仁果类 107

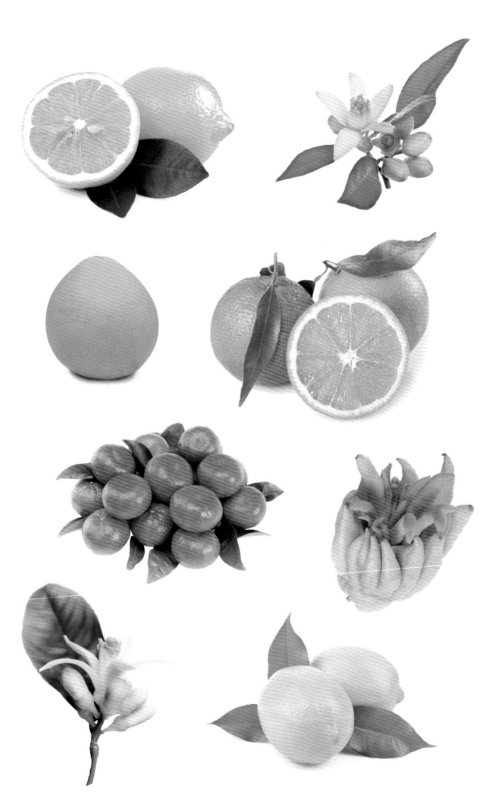

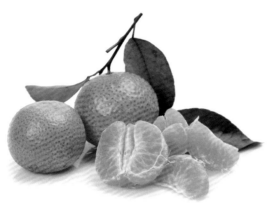

第三章
柑橘类

柑橘类水果是金柑属水果和
枳属水果的总称。
果实含有丰富的营养成分，
除供鲜食外，还可以制成罐头、
果汁、果酱、果酒、蜜饯等；
主要包括柑、橘、橙、柚、柠檬
五大品种。从此类水果中提取
的柠檬酸、香精油、果胶等，
可作食品和医药工业原料。

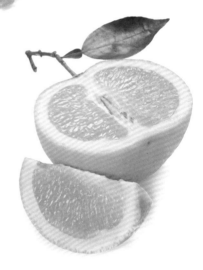

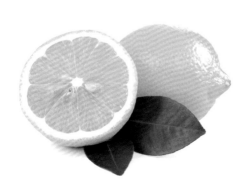

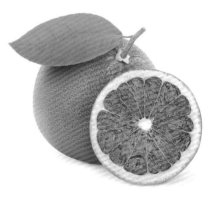

别名：柠果、洋柠檬、益母果
科属：芸香科，柑橘属

柠檬

　　小乔木，枝少刺或无刺，嫩梢呈紫红色；叶片厚纸质，呈卵形或椭圆形，顶部短尖，边缘有明显钝裂齿；单花腋生或少花簇生，花萼杯状，花瓣外面呈淡紫红色，内面呈白色；果实呈椭圆形或卵形，两端狭小，顶部有乳头状突尖，果皮厚且粗糙，黄色，瓤囊 8~11 瓣，汁胞淡黄色；种子呈卵形，顶端尖。

◎ 营养分析：营养价值非常高，富含糖类、钙、磷、铁、维生素 B_1、维生素 B_2、维生素 C、柠檬酸、苹果酸等物质，还含有许多人体所需的微量元素。

◎ 习性：喜温暖，耐阴，怕热，适宜在冬暖夏凉的亚热带地区栽培。

◎ 分布：江苏、浙江、江西、福建、湖南、广东、四川、云南等地。

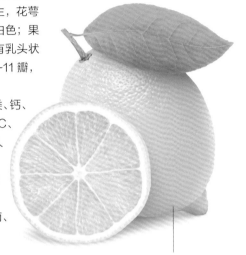

果椭圆形或卵形，
两端狭小

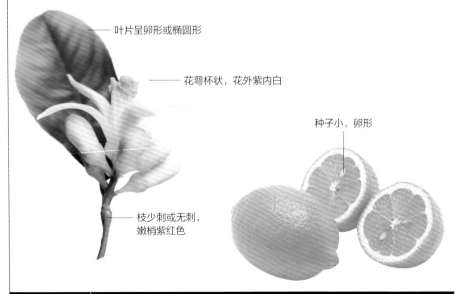

—— 叶片呈卵形或椭圆形

—— 花萼杯状，花外紫内白

种子小，卵形

—— 枝少刺或无刺，
嫩梢紫红色

果期：9~11 月 ｜ 小贴士：把柠檬汁加入肉类中，可以去除腥味，亦可促使肉类早些入味

○ 品种鉴别：

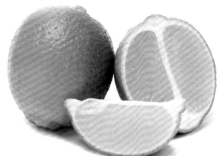

国产小青柠
　　个体较小，颜色呈绿色，味道酸甜。维生素 C、水果酶含量很高，可以维持人体新陈代谢。

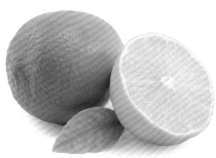

印度大果柠檬
　　柠檬和圆佛手瓜的杂交种，果实椭圆形至圆形，果面光滑、皮薄，成熟期为 9~10 月，成熟时色泽为黄绿色。

热那亚柠檬
　　起源于印度热那亚地区，果皮光滑且薄，果形与尤力克柠檬相比更圆，柠檬酸含量、出汁率、果皮厚度与尤力克相当。

费米耐劳柠檬
　　意大利主栽品种，果实中等大小，果形椭圆形或有长短不等的短颈的椭圆形。果皮厚，成熟时果色呈黄色，少核至无核，多汁，高酸。

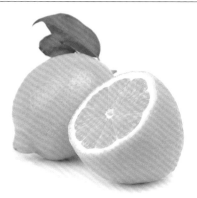

维拉法兰卡柠檬

　　原产意大利西西里岛。一年四季均能结果，果实椭圆形，少核。果皮浅黄色，较光滑。果肉柔软多汁，味酸，香气浓，品质佳。

菲诺柠檬

　　原产于西班牙，现为澳大利亚主栽品种。丰产，果实大小适中，球形或椭圆形，色泽呈浅黄色至黄色，皮薄且光滑，高酸，种子数 5 粒左右。

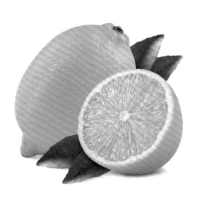

尤力克柠檬

　　是柠檬的一个品种，原产美国。果实椭圆形至倒卵形，两头有明显乳凸，其果色鲜艳，油胞凸出，出油量高，汁多肉脆，是鲜食和加工的首选品种。果皮淡黄，较厚而粗。果汁多，香气浓，酸含量高，具香气，品质上等。

莱蒙柠檬

　　是柠檬的一个品种，原产美国，目前我国四川省大英县和云南省瑞丽市是主要的种植基地。果实呈椭圆形，果型美，成熟之后果皮会呈黄绿色，其内部是酸味的黄绿色果肉。果皮薄，油胞分布均匀，其油芳香。

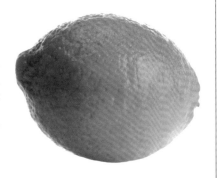

别名：新会柑、柑子、金实
科属：芸香科，柑橘属

柑

　　小乔木，为常绿树；翼叶通常狭窄，或仅有痕迹，叶片披针形，椭圆形或阔卵形；果实扁圆形至近圆球形，果皮薄而光或厚而糙，淡黄色、朱红色或深红色，果皮易剥，橘络或多或少；瓤囊 7~14 瓣，囊壁薄或略厚，汁胞通常纺锤形，短而膨大；种子或多或少，呈卵形，顶部狭尖。不同品种的柑橘形态各异。

◎ 营养分析：果肉多汁，味道甜酸，含有丰富的果胶，可以减少血液中的胆固醇，经常食用还可分解脂肪，有助于排泄体内积累的毒素。

◎ 习性：喜欢温暖湿润的环境，怕旱，以排水良好的轻质土壤为宜。

◎ 分布：南方地区。

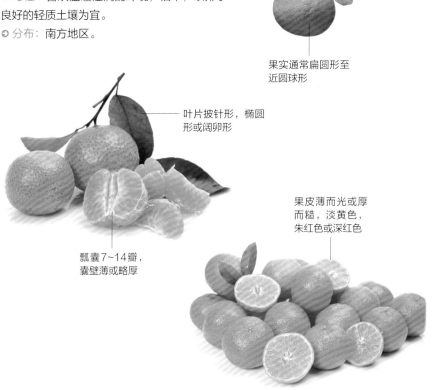

分枝多，枝扩展或略下垂

果实通常扁圆形至近圆球形

叶片披针形，椭圆形或阔卵形

果皮薄而光或厚而糙，淡黄色、朱红色或深红色

瓤囊7~14瓣，囊壁薄或略厚

果期：10~12 月 | 小贴士：柑皮祛痰平喘的作用弱于陈皮，和中消食顺气的作用则强于陈皮

● 品种鉴别：

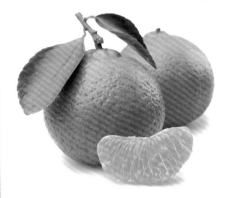

瓯柑

　　果实呈扁圆形或长圆形，基部有尖圆或截圆两种。果皮粗而皱襞，橙黄色，油腺多，凹入，果皮易剥离。橘络多，柔软，白色。瓤囊 10 瓣，中心柱小，充实。种子甚少，仅 4 颗，卵圆形。

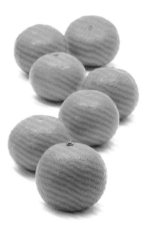

贡柑

　　又称"皇帝柑"，乃橙与橘的自然杂交品种，具有橙与橘的双重优点，果形美观，皮色橙黄至橙红，皮薄多汁，果肉脆嫩，爽口化渣，清甜低酸，风味独特，广受消费者欢迎。

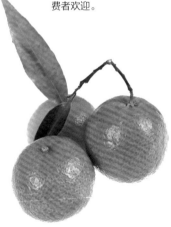

桶柑

　　柑的一种，早年由于农家将桶柑储藏于木桶中来运输，故又称之为"桶柑"。果实球形，果小，皮橙红色，果肉紧密，甜味强，但产量较低，成熟期在农历 1~2 月，又名年柑。

蕉柑

　　是橘和橙的天然杂交品种。果实圆球形或扁圆形，果皮薄而光滑或厚而粗糙，果肉柔软多汁，果期为10~11 月。

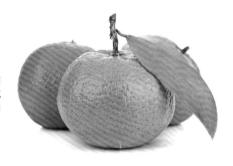

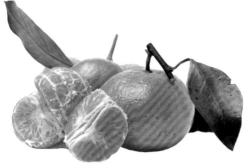

茂谷柑

　　果实呈扁圆形，果型整齐，果皮光滑，橙黄色，单果重 150~200 克，风味极佳。

饼柑

　　常绿灌木。株高 3~4 米，叶椭圆形，开白花，果实橙黄色。

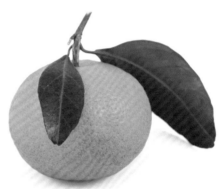

椪柑

　　又名白橘、梅柑，原产我国，椪柑分硬芦和有芦。硬芦，果实扁圆或高扁圆形；有芦，果顶部一般无放射状沟纹，果实扁圆形。果面橙黄色或橙色，果皮稍厚；果肉脆嫩、多汁，甜浓爽口。

茶枝柑

　　又名新会柑、江门柑。果扁圆形或馒头形，表面橙黄色，基部平或隆起。果皮易剥离，质松脆，有特异的香气。瓤囊11~12 瓣，味酸甜。种子 20 余粒，卵圆形，淡黄褐色。花期 3 月中旬，果熟期 12 月中旬。

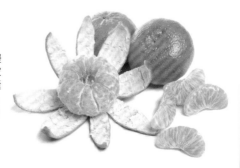

别名：蜜橘
科属：芸香科，柑橘属

橘

　　植株分枝较多，枝扩展或略下垂；叶片披针形，叶缘至少上半段通常有钝或圆裂齿，少有全缘；果实扁圆形，直径 5~7 厘米，顶微凹；果皮薄而光或厚而糙，淡黄色、朱红色或深红色；果肉鲜黄、柔嫩，油胞小而密，平生或微凸，囊瓣 8~12 片，近肾形。

◯ 营养分析：含有蛋白质、脂肪、碳水化合物、粗纤维、钙、磷、铁、钾、钠、镁等物质，经常食用还能起到美容的作用。

◯ 习性：稍耐阴，喜温暖湿润的气候，不耐寒，适生于深厚肥沃的中性至微酸性的沙壤土。

◯ 分布：四川、贵州、湖北、湖南、广东、广西、福建、浙江、江西、安徽、河南、江苏、陕西等地。

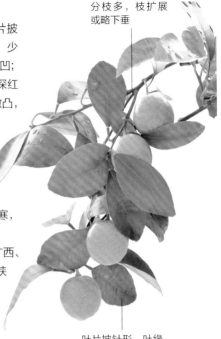

分枝多，枝扩展或略下垂

叶片披针形，叶缘至少上半段有钝或圆裂齿

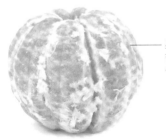

果肉酸或甜，或有苦味，或另有特异气味

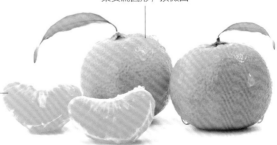

果实扁圆形，顶微凹

油胞小而密，囊瓣 8~12 片，近肾形

果期：9~10 月　小贴士：将鲜果裸置于居室内，对清除居室中异味有较好的作用

○ 品种鉴别：

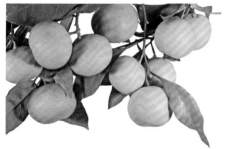

春甜橘

　　是广东省紫金县特产。品质优良，果色金黄、光泽性好、皮薄、肉质爽脆、化渣、核少、酸甜度适中、味清甜、含糖低、含丰富的矿物质，素有"岭南第一橘""橘中之王"等美誉。

金钱橘

　　又名金橘、京橘，是贵州省的地方传统名果。果实较小，有圆球形、饼子形、扁圆形几种。果皮油胞较明显，有纯正的芳香气味。果皮易剥，汁胞饱满，水分充足，果实含糖较多。

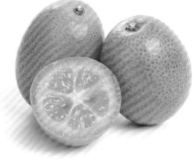

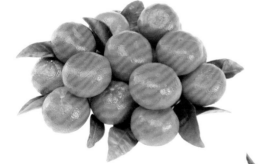

朱砂橘

　　叶椭圆形，两端尖。果扁圆形或圆形，顶端稍凹入。果皮粗糙，朱红色，味甜。植株也可供观赏。

蜜橘

　　橘的一种，味极甜，故称"蜜橘"。果实扁球体，径 5~7 厘米，有橙红色和橙黄色，果皮与果瓣易剥离，果心中空。

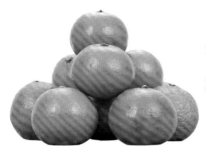

温州橘

　　果实扁圆形，橙红色，果面油胞凸出，果皮薄。果实皮色鲜艳，清甜多汁，中等大，含糖量中等。

早熟宫川

　　又称临海宫川，果实较大，果高扁圆形，果顶较宽大，橙黄色或橙红色，光滑而有光泽。果肉风味浓，甜而微酸，囊壁薄，易化渣，无核，品质上乘，10月中下旬成熟。

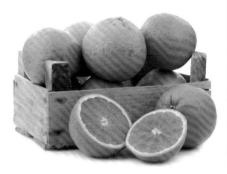

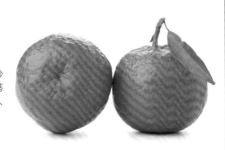

红橘

　　又常称川橘、福橘，原产于我国，主产于四川、福建。果实扁圆形，中等大，果皮薄，色泽鲜红，有光泽，皮易剥，富含橘络。肉质细嫩、多汁化渣，甜酸可口。果实11月下旬至12月成熟。

砂糖橘

　　又名十月橘。因其味甜如砂糖得名。砂糖橘是柑橘类的名优品种。果实扁圆形，蒂色泽橙黄，果皮薄，易剥离。果肉爽脆、汁多、化渣、味清甜，吃后沁心润喉，耐人寻味。

别名：柳橙、甜橙、黄果、柑子、金环、柳丁
科属：芸香科，柑橘属

橙子

　　常绿小乔木，高达 4~6 米。枝细长，有长棘针；叶片呈椭圆形或卵状椭圆形，先端尖，微凹，基部圆形或圆楔形，叶边全缘或有浅波状锯齿；花单一，腋生，中等大小，花有 5 瓣，白色，花盘环形；果实略呈扁圆形，果皮粗糙，有皱纹，熟时黄色，瓤囊 10 瓣，肾形，果肉及果汁淡黄色，种子约 20 颗，卵形。

◎ 营养分析：含有丰富的维生素 C，经常食用对皮肤很好；还含有大量的果胶和膳食纤维，能起到健胃消食的作用。

◎ 习性：喜温暖湿润环境，生长温度最好在 20~32℃，空气湿度保持在 65%~90%。

◎ 分布：江苏、浙江、安徽、江西、重庆、云南、湖北、四川等地。

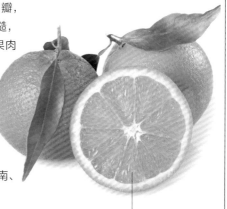

瓤囊10瓣，肾形

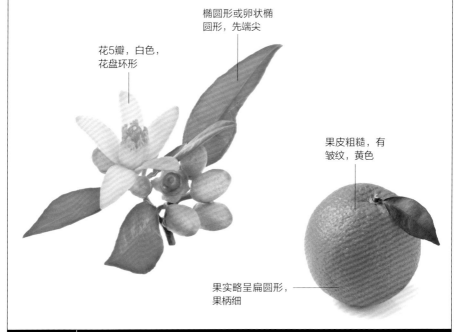

椭圆形或卵状椭圆形，先端尖

花5瓣，白色，花盘环形

果皮粗糙，有皱纹，黄色

果实略呈扁圆形，果柄细

果期：秋季　小贴士：优质的橙子，其表皮的皮孔相对较多，摸起来会觉得手感粗糙

◑ 品种鉴别:

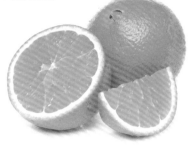

脐橙
　　果顶有脐,即有一个发育不全的小果实包埋于果实顶部。无核,肉脆嫩,味浓甜略酸,容易剥皮与分瓣。果型大,主要供鲜食用,为国际贸易中的重要良种。

冰糖橙
　　果实近圆形,橙红色,果皮光滑。单果重 150~170 克,味浓甜带清香,少核,3~4 粒。11 月上、中旬成熟,果实较耐贮藏。冰糖橙品质好,味浓甜,也较耐寒。

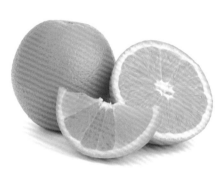

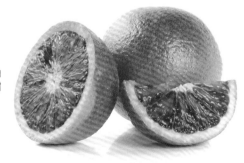

新会橙
　　又名滑身仔、滑身橙。果实短椭圆形或圆球形,较小,单果重 110 克左右。果蒂部稍平,果顶部常有印圈,果皮橙黄色,光滑而薄。汁胞脆嫩少汁,味极甜,清香。

血橙
　　橙的变种,带有深红似血颜色的果肉与汁液。新鲜的血橙是红色或橙色,香甜多汁,果形略呈椭圆形。血橙大都无核,主要种植在西班牙、意大利和北美地区。

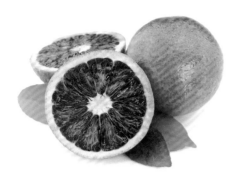

红玉血橙

　　又名路比血橙、红花橙、红宝橙。主产于地中海沿岸国家，我国有栽培，以四川较多。果实扁圆或球形，大小中等，果皮光滑，充分成熟后呈深红色，汁液丰富，酸甜适中。

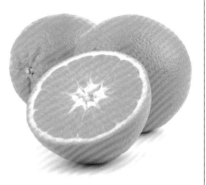

柳橙

　　果实长圆形或卵圆形。果顶圆，有大而明显的印环，蒂部平，果蒂微凹。果皮橙黄色或橙色，稍光滑或有明显的沟纹。果皮中厚，汁胞脆嫩，风味浓甜，具浓香。

普通甜橙

　　果一般为圆形，橙色，果顶无脐，或间有圈印，是甜橙中数量最多的种类。

改良橙

　　又名漳州橙、红肉橙。果实球形，中等大或稍小，果面橙色或深橙色，稍显粗糙。果肉有红、黄或红黄相间3种类型，红肉型的细嫩多汁，酸甜适口；黄肉型的脆嫩汁少，味浓甜，残渣稍多。

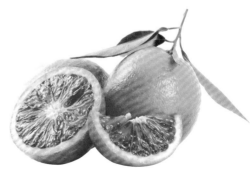

别名：文旦、香栾、朱栾、内紫、条、雷柚、碌柚
科属：芸香科，柚子属

柚子

　　嫩枝扁且有棱，嫩叶通常为暗紫红色，单生复叶，叶质偏厚，绿色，呈阔卵形或椭圆形，顶端钝或圆，有时短尖；花为总状花序兼有腋生单花，花蕾淡紫红色，很少有乳白色；果实呈圆球形、圆形、梨形或阔圆锥状，呈淡黄色、黄绿色、朱红色的，果皮很厚或薄，海绵质，油胞大，瓤囊 10~15 瓣；种子多或无籽，形状不规则。

○ 营养分析：含有糖类、维生素 B_1、维生素 B_2、维生素 C、胡萝卜素、钾、钙、磷等物质，经常食用还能起到健胃、润肺的作用。

○ 习性：喜温暖潮湿的地方，每年春秋雨季栽培最为适宜。

○ 分布：广东、广西、福建、江西、湖南、湖北、浙江、四川等地。

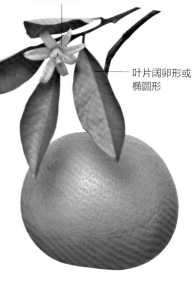

总状花序或腋生单花，花蕾淡紫红色或乳白色

叶片阔卵形或椭圆形

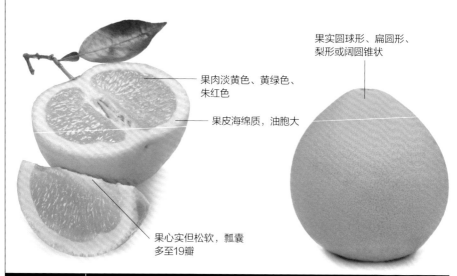

果肉淡黄色、黄绿色、朱红色

果皮海绵质，油胞大

果心实但松软，瓤囊多至19瓣

果实圆球形、扁圆形、梨形或阔圆锥状

果期：9~12 月　小贴士：柚子皮煮水可治小儿肺炎、冻疮，切条腌制可做成柚子糖

◉ 品种鉴别：

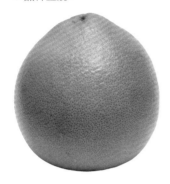

四季柚
　　是冬季水果市场上备受青睐的佼佼者。形美色艳，外皮淡青色且薄，核细肉丰，粒粒大麦形的沙瓤晶莹剔透，脆嫩无渣，柔软多汁，甜酸适度，清香满口，素有"柚中佳品"的美誉。

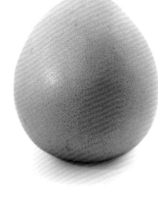

琯溪蜜柚
　　琯溪蜜柚果大，个体重达 1500~2000克，长卵形或梨形。果面淡黄色，皮薄。果肉质地柔软，汁多化渣，酸甜适中，种子少或无。适应性强，高产，商品性佳，可谓柚中之冠。

坪山柚
　　是全国四大名柚之一，柚果倒卵形，果大，果皮黄色，粗糙；中果皮淡红色，皮较厚；果瓤为肾形，浅红色。肉质脆汁多，味甜少酸，营养丰富，维生素 C 含量高，品质上等，耐贮藏。

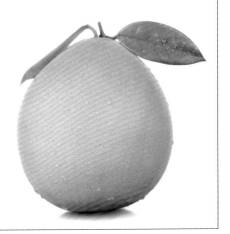

沙田柚
　　在国内种植时间最早，是中国产量、销量最大的柚子品种，位列四大名柚之首。果实梨形或葫芦形，果肉脆嫩爽口，白色或虾肉色，风味浓甜，品质上等。

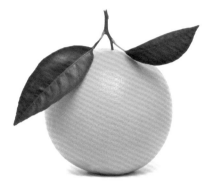

梁山柚

亦名"梁平柚"，因其以平顶型品质最优，故又名"梁山平顶柚"。广称的梁平柚、梁山柚即指梁山平顶柚。果实硕大，汁多味甜，营养丰富，被称为"天然水果罐头"。果形美观，色泽金黄。果肉淡黄晶莹，香甜滋润，细嫩化渣。

胡柚

果实美观，呈梨形、圆球形或扁球形，色泽金黄。富含多种维生素和人体所需的16种氨基酸以及磷、钾、铁、钙等元素。果肉脆嫩多汁，酸甜适度，鲜爽可口，是集营养、美容、延年益寿于一体的纯天然保健食品。

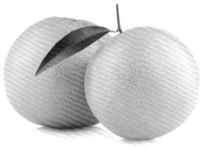

红肉蜜柚

果形倒卵圆形。果皮黄绿色，果肩圆尖，果顶广平，微凹。果面因油胞较突，手感较粗。皮薄，囊瓣数为13~17瓣，有裂瓣现象，囊皮粉红色，果肉为淡紫红色。汁胞红色，果汁丰富，风味酸甜，品质上等。

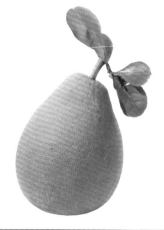

江永香柚

属沙田柚系列，品质比沙田柚更胜一筹。果实硕大，皮色浅黄。果肉晶莹似玉，汁多脆嫩，营养丰富，硒、维生素C和可溶性固形物居柚类之冠，久贮色香味不变，被视为果中珍品，享有"天然罐头"之美誉。

別名：香橼、枸橼、九爪木、五指橘
科属：芸香科，柑橘属

佛手柑

常绿小乔木或灌木，幼枝呈紫红色，带有短而硬的刺；单叶互生，叶片革质，呈长椭圆形或倒卵状长圆形；柑果卵形或长圆形，表面橙黄色，粗糙，果肉呈淡黄色；种子数颗，卵形，先端尖。

◎ 营养分析：含有大量的水分、碳水化合物、粗纤维、柠檬油素等，有疏肝理气、和胃化痰的功效。

◎ 习性：喜温暖湿润、阳光充足的环境，不耐严寒、怕冰霜及干旱，耐阴，耐瘠，耐涝。

◎ 分布：广东肇庆、高要、德庆、云浮、四会、郁南等地。

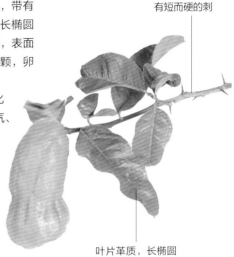

幼枝略带紫红色，有短而硬的刺

叶片革质，长椭圆形或倒卵状长圆形

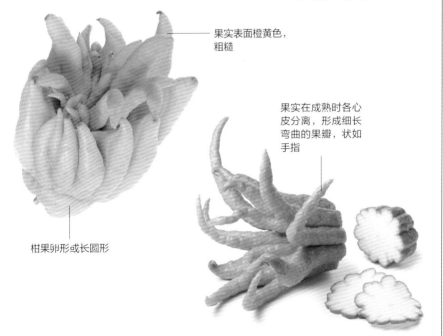

果实表面橙黄色，粗糙

果实在成熟时各心皮分离，形成细长弯曲的果瓣，状如手指

柑果卵形或长圆形

果期：10~12月 ｜ 小贴士：佛手柑以皮黄肉白、内部味甘而后苦、香气浓郁者为佳

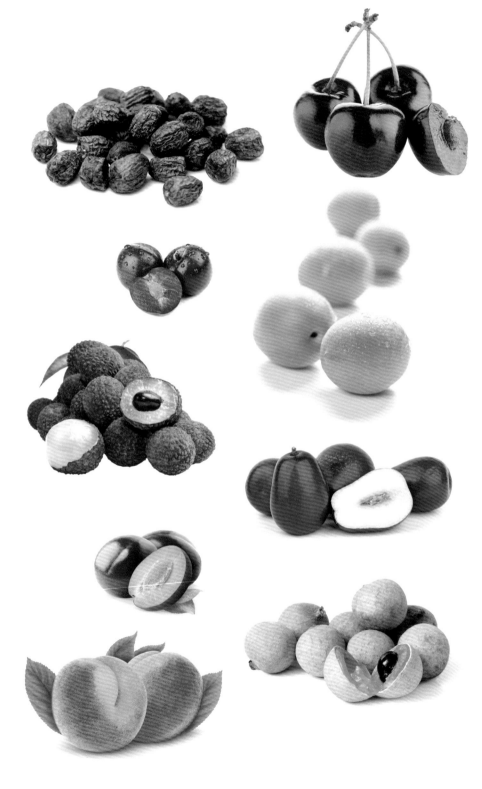

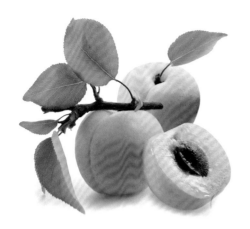

第四章
核果类

核果类水果属于单果，
是由一个心皮发育而成的肉质果，
一般内果皮木质化形成核。
常见的核果类水果多为蔷薇科、
鼠李科等植物，如桃、李、杏、樱桃
和枣等。核果类果实成熟在炎热季节，
因而不适宜长期贮藏。

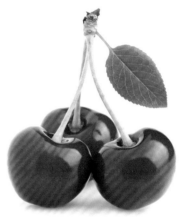

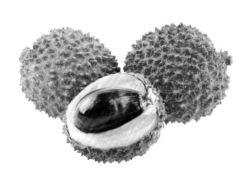

别名：肺果
科属：蔷薇科，桃属

桃

　　树皮呈暗红褐色，老树皮粗糙呈鳞片状，嫩枝细长，无毛，绿色；叶片呈长圆披针形、椭圆披针形或倒卵状披针形；花瓣呈长圆状椭圆形至宽倒卵形，粉红色，少有白色；果实呈卵形、宽椭圆形或扁圆形，由淡绿白色至橙黄色，向阳面具红晕，有柔毛；果肉呈白色、浅绿白色、黄色、橙黄色或红色；核呈椭圆形或近圆形，表面具纵、横沟纹和孔穴。

◎ 营养分析：果肉柔软，汁多味甜，含有丰富的葡萄糖、果糖、维生素 C 等营养物质，经常食用能改善气色。

◎ 习性：喜光，不耐阴，耐寒、耐旱，忌涝，喜肥沃、排水良好的土壤。

◎ 分布：除黑龙江省外，其他各省、市、自治区都有栽培。

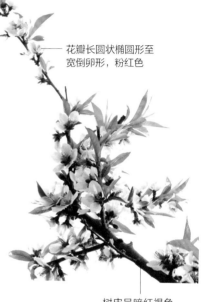

叶片长圆披针形、椭圆披针形或倒卵状披针形

花瓣长圆状椭圆形至宽倒卵形，粉红色

树皮呈暗红褐色，老树皮粗糙

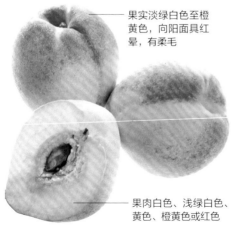

果实淡绿白色至橙黄色，向阳面具红晕，有柔毛

果肉白色、浅绿白色、黄色、橙黄色或红色

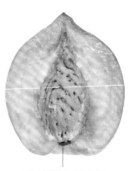

果核呈椭圆形或近圆形，表面具纵、横沟纹和孔穴，两侧扁平，顶端渐尖

果期：8~9 月　小贴士：挑选桃时，颜色红的桃不一定甜，桃核与果肉分离的不要买

○ 品种鉴别:

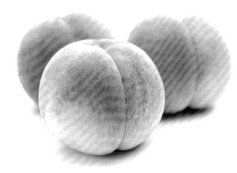

水蜜桃

　　成熟的水蜜桃略呈球形，表面有细小茸毛。青里泛白，白里透红。果肉丰富，宜于生食，入口滑润不留渣。刚熟的桃硬而甜，熟透的桃软而多汁。这样的果品，对于老年人和牙齿不好的人来说，是难得的夏令珍品。

油桃

　　光滑如油、无毛。其他桃的果面只有部分呈红色，但油桃的整个果面都呈鲜红色，它是目前国际市场上风行的一种水果。油桃风味浓甜，含糖高，十分符合中国人喜甜的饮食习惯；香味浓郁，清香可口；肉质细脆，爽口异常。

蟠桃

　　以其形美、色艳、味佳、肉细、皮韧易剥、汁多甘厚、味浓香溢、入口即化等特点驰名中外。蟠桃是较珍贵水果之一，形状扁圆，果肉为白色。果皮呈深红色，顶部有一片红晕，味甜汁多，有"仙桃"之称。

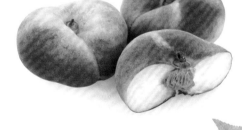

黄桃

　　又称黄肉桃，属于桃类的一种，因肉为黄色而得名。果皮、果肉均呈金黄色至橙黄色，肉质较紧致密而韧，粘核者多。

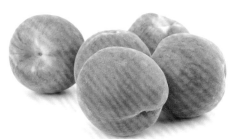

肥桃

　　是我国桃类的珍品之一，因产于肥城故称肥桃，又名佛桃。以其个大、味美、营养丰富而享有盛名，被誉为"群桃之冠"。

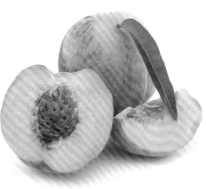

简阳晚白桃

　　果实近圆球形，果形整齐，果实两半部对称，果顶微凹。果皮底色黄绿，有片状红晕，成熟后易剥皮，软溶质，近核处紫红色、粘核，果实风味浓郁、柔软、多汁、化渣，富含香气。

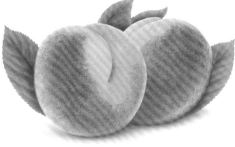

毛桃

　　果球形或卵形，径5~7厘米，表面有短毛，白绿色，夏末成熟。熟果带粉红色，肉厚，多汁，气香，味甜或微甜酸。核扁心形，极硬。

雪桃

　　又名中华冬桃，成熟后的红雪桃果实呈扁圆形，有短尖角。果实缝合线两侧基本对称，果型端正，向阳面着有鲜艳的紫红色，背阳面为金黄色，果实红黄相间，十分美观。果肉细，口感脆甜，甜度大有超过冰糖之感。

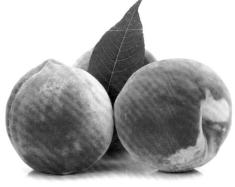

別名：君迁子、野柿子、软枣、丁香枣、牛奶柿、西洋枣
科属：柿科，柿属

黑枣

　　树皮呈暗褐色，表皮深裂成方块状，幼枝上有灰色的柔毛；叶片呈椭圆形至长圆形，背面呈灰色或苍白色，脉上有柔毛；果实近球形，成熟时蓝黑色，表面有白色蜡层，近无柄。

○ 营养分析：有"天然维生素丸"之美称，含有葡萄糖、果糖、蔗糖、维生素 C、维生素 B_2、胡萝卜素、13 种氨基酸和 36 种微量元素等营养成分。

○ 习性：喜光，耐半阴，耐寒及耐旱性均比柿树强，很耐湿。

○ 分布：太行山脉，河北、山西、山东、陕西、辽宁等地，以及中南、西南地区。

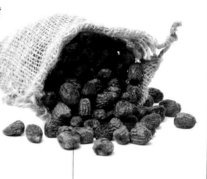

果皮表面有白蜡层

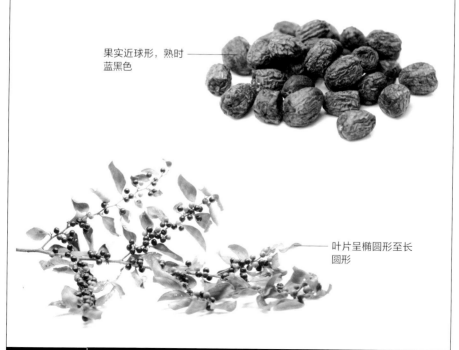

果实近球形，熟时蓝黑色

叶片呈椭圆形至长圆形

果期：10~11 月　小贴士：煮黑枣时，如果加入少量灯芯草，可以使枣皮自动脱开

别名： 布栎、嘉庆子、玉皇李、山李子
科属： 蔷薇科，梅属

李

　　树皮呈灰褐色，起伏不平，小枝平滑无毛，灰绿色；叶片呈长圆倒卵形或长圆卵圆形，先端渐尖或急尖；花瓣白色，呈宽倒卵形，少有锯齿；果实呈球形、卵球形、心脏形或近圆锥形，黄色或红色，有时为绿色或紫色，表皮有蜡质果粉；果肉为绿色或暗黄色，近核部为紫红色，核卵形具皱纹，粘核，少数离核。

◇ **营养分析：** 含有多种氨基酸，如谷氨酸、丝氨酸、甘氨酸、脯氨酸等营养成分，生吃对治疗肝硬化腹水大有裨益。核仁中含苦杏仁苷和大量的脂肪油，有利水降压的功效。

◇ **习性：** 适应性强，对土壤要求不严格，生长迅速，抗灰腐蚀病强，在寒凉地区易受早霜影响。

◇ **分布：** 辽宁、陕西、甘肃、四川、云南、贵州、湖南、湖北、江苏、浙江、江西、福建、广东、广西和台湾等地。

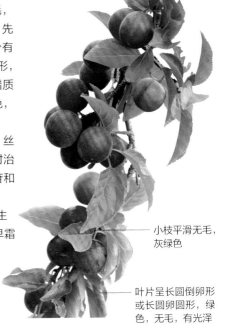

小枝平滑无毛，灰绿色

叶片呈长圆倒卵形或长圆卵圆形，绿色，无毛，有光泽

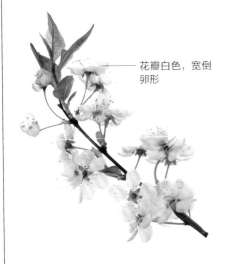

花瓣白色，宽倒卵形

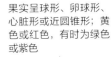

果实呈球形、卵球形、心脏形或近圆锥形；黄色或红色，有时为绿色或紫色

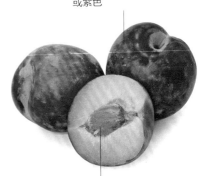

果核卵形具皱纹，粘核

果期：7~8月 ｜ **小贴士：** 如果李味苦、涩或者放入水中漂浮的，则为有毒，要十分小心

○ 品种鉴别：

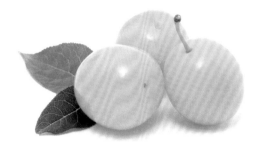

鸭池河酥李
　　果形微扁圆形，果顶平，顶点微凹。果皮淡黄色，皮薄，外披白色果粉，光滑。果肉厚实，淡黄色，味甜汁多，肉质致密，酥脆爽口，有清香味，微带苦涩。

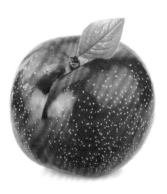

秋红李
　　又名龙园秋李，是黑龙江省农科院培育而成的晚熟大果型品种。果实扁圆形，果梗粗短。果实底呈黄色，果面鲜红或紫红，果粉厚。果肉黄色，肉硬，口味酸甜，充分成熟时有香味。

黑布林
　　属于李的一种，从美国、新西兰引进。果实的颜色呈紫黑色，又称为美国黑李、美国李。颜色稍深，口感厚实甘甜，皮微酸。可以做成各种水果拼盘、甜点、果酱。

胭脂李
　　广西省来宾市武宣县名优特色水果，因李子彻底成熟之后，汁水多、皮质松脆，红得像渗入了一层好看的胭脂而得名。个大、匀称、肉质鲜红、汁多、果甜、脆而爽口、口感佳是该品种的主要特点，2003 年在首届全国优质鲜食李杏评选会上被评为"优质鲜食李"。

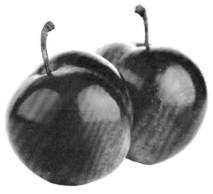

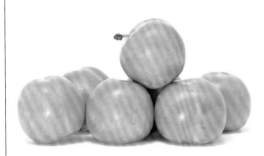

沙子空心李
　　因果肉与核分离而得名，产于贵州省沿河土家族自治县沙子镇，是区域性特色水果。果实呈扁圆形，果皮呈黄绿色，肉质紧脆，酸甜适度，品质上乘，营养丰富。适宜洗净之后生食。

秀洲槜李
　　果型大，果皮厚，易剥离，成熟时呈暗紫色如琥珀，果肉淡橙黄色，细嫩多汁，味鲜甜爽口，带有酒香，堪称"诸李之冠"，古为江南贡品，深受消费者青睐。

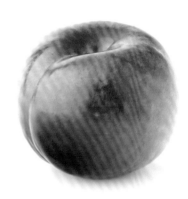

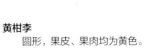

红肉李
　　心形，果皮红色，果肉血红色，果粉明显，完全成熟的果实果肉呈紫色，酸度低，甜度高，脆度消失。适合生食、制成果酱等。

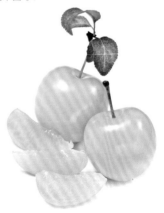

黄柑李
　　圆形，果皮、果肉均为黄色。

别名：檬果、漭果、闷果、蜜望、望果、面果、庵波罗果
科属：漆树科，芒果属

芒果

　　树皮呈灰褐色，小枝褐色，无毛；叶片革质，集生于枝顶，一般为长圆形或长圆状披针形，边缘呈皱波状，无毛；花小，杂性，呈黄色或淡黄色，花瓣长圆形或长圆状披针形；果实偏扁，长 5~10 厘米，宽 3~4.5 厘米，有椭圆形、肾形及倒卵形等，成熟的果皮有绿色、黄色或紫红色，果肉为黄色或橙黄色，果核坚硬。

◆ 营养分析：有"热带果王"之称，营养价值很高，富含维生素 A、维生素 C、糖、蛋白质、脂肪和碳水化合物等物质。

◆ 习性：喜光，性喜温暖，不耐寒霜，生长的适宜温度为 18~35℃。

◆ 分布：云南、广西、广东、福建和台湾等地。

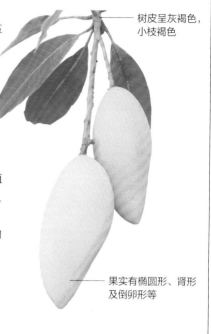

树皮呈灰褐色，小枝褐色

果实有椭圆形、肾形及倒卵形等

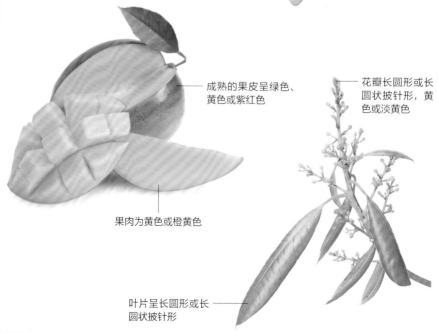

成熟的果皮呈绿色、黄色或紫红色

花瓣长圆形或长圆状披针形，黄色或淡黄色

果肉为黄色或橙黄色

叶片呈长圆形或长圆状披针形

果期：8~9 月　｜　小贴士：将芒果去皮切成小块，吃后及时漱口、洗脸，可预防吃芒果过敏

◎ 品种鉴别：

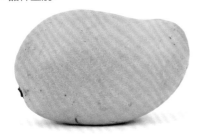

吕宋芒

    原名卡拉宝，又称湛江吕宋、蜜芒、小吕宋。果皮淡绿，成熟后变鲜黄色。果肉橙黄色，细嫩、汁多、味甜，纤维极少或无，品质极佳。外观、内质俱佳，适于鲜食。

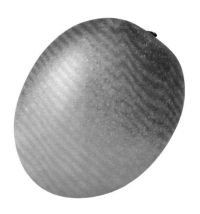

苹果芒

    果皮光滑，果点明显，纹理清晰。果皮淡红色披蜡质，呈粉红色，外形酷似苹果，故得名为"苹果芒"。果实大小适中，除具有芒果香味外，还有香蕉、菠萝蜜香味，清甜可口，肉质坚实、细嫩、润滑。适合做水果披萨的食材。

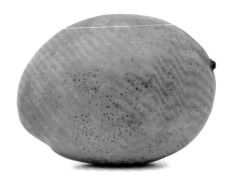

金煌芒

    台湾自育品种，果实特大且核薄，味香甜爽口，果汁多，无纤维，耐贮藏。成熟时果皮橙黄色。品质优，商品性好。

凯特芒

    果实呈卵圆形，果皮淡绿色，向阳面及果肩呈淡红色。皮薄，核小，肉厚，果肉橙质。适宜做成蜜饯。

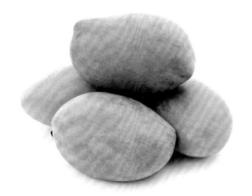

海豹芒

　　果重 1~1.5 千克，果形似海豹而得名，品质中等。

红象牙芒

　　该品种是自"白象牙"实生后代中选出。果长圆形，微弯曲，皮色浅绿。

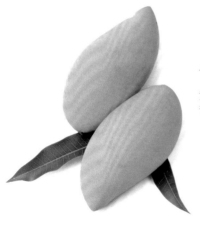

小象牙

　　因形状像幼年象牙而得名。成熟的芒果呈金黄色，皮薄核小、果肉肥厚、鲜嫩多汁，味美可口，香甜如蜜。含有多种维生素，被誉为"热水果之王"。

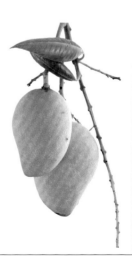

黑香

　　属中晚熟品种。果实呈浓绿色，成熟后并不转色，仍为浓绿色，难以从果皮的色泽去判断成熟度，催熟后只是软化而已，也不转色。果肉深黄色，闻之有特殊香味，因此昵称为"黑香"。

别名：杏子、杏实
科属：蔷薇科，杏属

杏

　　树皮呈灰褐色，一年生的枝条呈浅红褐色，有很多小皮孔；叶片呈宽卵形或圆卵形，深绿色，叶边有圆钝锯齿，两面无毛或下面脉腋间有柔毛；花单生，萼筒圆筒形，花瓣呈圆形至倒卵形，白色或带红色；果实呈球形、倒卵形，稍扁，有白色、黄色至黄红色，常有红晕，有短柔毛；果核呈卵形或椭圆形，表面稍粗糙或平滑，腹棱较圆，背棱较直。

⊙ 营养分析：含有多种有机成分和人体必需的维生素及无机盐类，是一种营养价值较高的水果。有小毒，不宜多食。

⊙ 习性：耐寒，耐旱，耐高温，对土壤、地势的适应能力强。

⊙ 分布：河北、山东、山西、河南、陕西、甘肃、青海、新疆、辽宁、吉林、黑龙江、内蒙古、江苏、安徽等地。

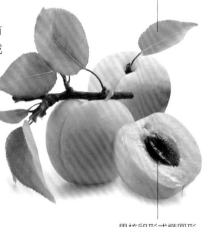

叶片呈宽卵形或圆卵形，深绿色

果核卵形或椭圆形，表面稍粗糙或平滑

花单生，花瓣呈圆形至倒卵形，白色或带红色

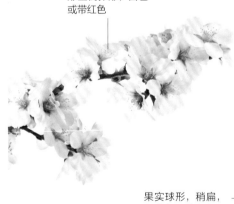

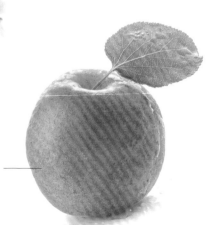

果实球形，稍扁，呈黄色至黄红色，常具红晕

果期：6~7月　小贴士：杏仁烹调的方法有很多，可以用来做粥、饼、面包等多种类型的食品

○ 品种鉴别:

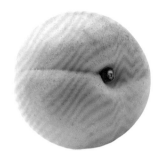

金太阳杏
　　果实圆形，果顶平，缝合线浅不明显，两侧对称。果面光亮，底色金黄色，阳面着红晕，外观美丽。果肉橙黄色，肉质鲜嫩，汁液较多，有香气，甜酸爽口，离核。5月下旬成熟。

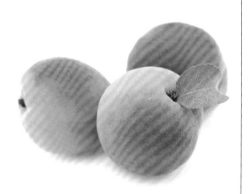

红丰杏
　　果实近圆形，果个大，外观艳丽，商品性好。肉质细嫩，纤维少，汁液多，浓香，纯甜，品质为上，半离核。果面光洁，果实底色橙黄色，外观2/3为鲜红色，为国内外最艳丽漂亮的品种。

美国特早巨杏
　　单果重约125克，最大可重达300克以上，阳面艳红，丰产性强。北京地区5月下旬成熟。

游龙杏
　　鲜食兼观赏品种。树枝弯曲如游龙，因此而得名。果实圆形，果肉硬，浓甜清香。

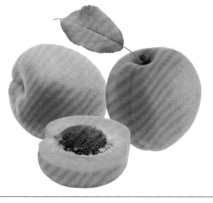

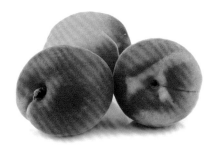

串枝红杏

　　果实卵圆形，果皮底色橙黄色，阳面紫红色。果肉橙黄色，肉质硬脆，纤维细，果汁少，味甜酸。离核，苦仁。

仰韶黄杏

　　果实大，平均单果重约 60 克，大果重可达 130 克。果实卵圆形，果顶平、微凹，缝合线浅，两半部不对称，梗洼深广。果皮橙黄色，阳面着有红晕，具紫褐色斑点。果肉橙黄色，近核处黄白色，肉质细韧、致密，富有弹性，纤维少，汁液中多，酸甜爽口。

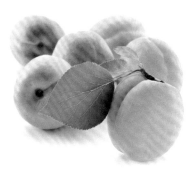

金杏

　　果实卵圆形，果实缝合线显著，中深、狭窄，片肉两侧不对称。果顶圆形，微凸。梗洼深而广。果实底色淡黄色，散生几个小红点。果面茸毛少，果皮厚。果肉黄色，松脆，纤维粗、多，汁丰富，味甜酸适度。离核，核卵圆形，黄褐色。

矮化甜杏

　　杏树中的短枝型品种，鲜食兼仁用品种。果实圆形，果面鲜红色，果肉橙红色，离核。

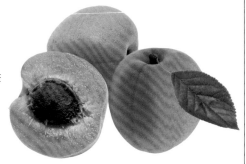

别名：韶子、毛龙眼、毛荔枝、红毛果、红毛胆
科属：无患子科，韶子属

红毛丹

　　植株小枝呈灰褐色，有皱纹，嫩部有柔毛；树叶呈深绿色，顶端钝或微圆，基部楔形，全缘，两面无毛，叶轴薄革质，椭圆形或倒卵形；果实呈球形、长卵形或椭圆形，串生于果梗上，果实成熟时外壳呈红色，有软刺，刺长约1厘米，果肉为白色，果肉细腻。

◎ **营养分析：**热量很高，可以为人体补充能量，还含有葡萄糖、蔗糖、维生素、氨基酸、碳水化合物和多种矿物质。

◎ **习性：**喜高温多湿，幼苗期不耐旱，忌强光，以土层深厚，富含有机质、肥沃疏松、排水和通气良好的土壤为宜。

◎ **分布：**三亚、陵水、乐东等部分地区。

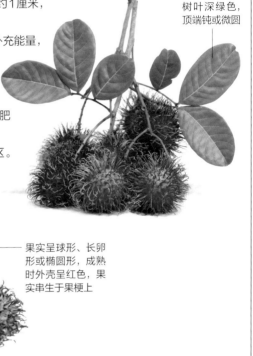

小枝灰褐色，嫩部有柔毛

树叶深绿色，顶端钝或微圆

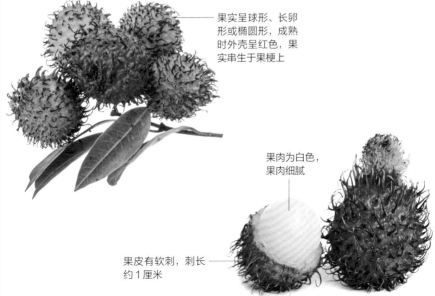

果实呈球形、长卵形或椭圆形，成熟时外壳呈红色，果实串生于果梗上

果肉为白色，果肉细腻

果皮有软刺，刺长约1厘米

果期：秋初　**小贴士：**红毛丹要即买即食，不宜久藏，在常温下3天即变色生斑

别名: 楔荆桃、莺桃、车厘子、牛桃、樱珠、含桃
科属: 蔷薇科,樱桃属

樱桃

　　樱桃树属于乔木,树皮呈灰白色,小枝灰褐色,嫩枝绿色,无毛或有稀疏柔毛;叶片呈卵形或长圆状卵形,先端渐尖,基部圆形,边缘具大小不等的重锯齿,锯齿上有腺体;花序伞房状或近伞形,先于叶开放,花瓣白色,卵圆形;果实近球形,红色,直径0.9~1.3厘米。果小而红者称"樱珠",色紫而有黄斑者称"紫樱"。

⊙ **营养分析:** 果实富含糖、蛋白质、维生素及钙、铁、磷和钾等多种元素,营养价值很高。

⊙ **习性:** 喜温喜光,怕涝怕旱,忌风忌冻,适合于年平均气温10~13℃、早春气温变化不剧烈、夏季凉爽干燥、雨量适中、光照充足地区栽培。

⊙ **分布:** 安徽、辽宁、河北、陕西、甘肃、山东、河南、江苏、浙江和江西等地。

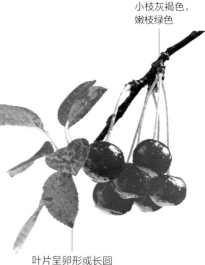

小枝灰褐色,嫩枝绿色

叶片呈卵形或长圆状卵形,上面暗绿色,几乎无毛,下面淡绿色

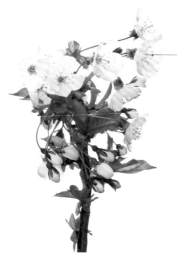

花序伞房状或近伞形,花瓣白色,卵圆形

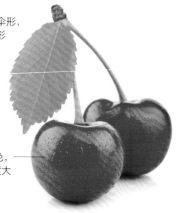

果近球形,红色,果肉细软,糖度大

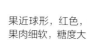

果期: 5~6月 | **小贴士:** 樱桃要洗干净,但不要在水里泡太久。可用刀切成两半,将子除去

◎ 品种鉴别：

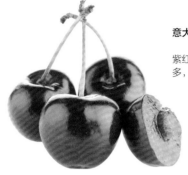

意大利早红
　　果实中大，果柄较短，果形短鸡心形，果色紫红，果肉红色，细嫩，肉质厚，硬度中，果汁多，风味甜酸，品质上等，是早熟优良品种。

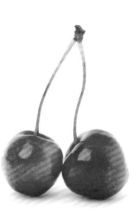

先锋
　　俗称早熟"先锋"，原产加拿大。果实均重 8 克，大果重可达 12 克。果实大小均匀，果形为肾形，果皮橘红色，果肉硬而脆，味道极美。果梗较短，深绿。

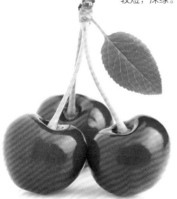

早大果
　　果实大，均重 10 克，大果可达 18 克。果实广圆形，果梗中长、粗。果皮较厚，成熟后果面呈紫红色。果肉较软，多汁，鲜食品质佳，较耐贮运。可防癌抗癌。

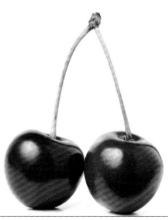

艳阳樱桃
　　果实大型，圆形。果柄长度适中。果皮黑红色，具光泽。果肉味甜多汁，酸度低，质地较软，品质优。

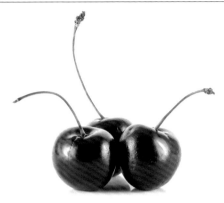

红灯

平均果重9.6克,最大果重可达11克。果实肾形,黑色,鲜艳有光泽,肉厚柔软多汁,味甜,耐贮运,6月上旬成熟。

极佳樱桃

平均果重6克,最大果重可达8克。果实近圆形,紫红色,果肉紫红,硬质细多汁,酸甜可口,5月上中旬成熟。

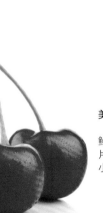

美国樱王

该品种原产加拿大,是一种短枝、大果,鲜红大樱桃品种。该种果硬脆,熟后可用刀切片,果型似红灯,品质优于红灯樱桃。果个大小一致,果肉离核,是生食兼加工品种。

友谊樱桃

果实个大,平均单果重15克。果实紫色,果肉质细多汁,风味甜,丰产性好。

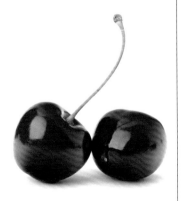

橄榄

小枝粗 5~6 毫米，幼枝部分有黄棕色茸毛；小叶有 3~6 对，纸质至革质，呈披针形或椭圆形（至卵形），背面有细小的疣状突起；花序腋生，微有茸毛或无毛，花盘在雄花中呈球形至圆柱形；果实呈圆形至纺锤形，横切面近圆形，无毛，成熟时呈黄绿色；外果皮厚，干时有皱纹；果核渐尖，横切面圆形至六角形，外面浅波状，种子有 1~2 颗。

◆ 营养分析：富含钙质和维生素 C，具有很高的营养价值，果肉内含蛋白质、碳水化合物、脂肪，以及磷、铁等矿物质。

◆ 习性：适应性广，河滩、洲地、山丘、坡地以及房前屋后、零星杂地均可种植。

◆ 分布：福建、广东、广西、台湾、四川和浙江等地。

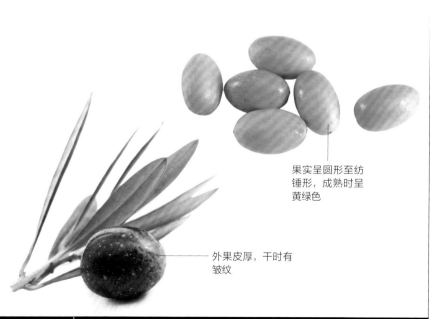

叶片纸质至革质，呈披针形或椭圆形

果实呈圆形至纺锤形，成熟时呈黄绿色

外果皮厚，干时有皱纹

果期：10~12 月 ┃ 小贴士：橄榄洗净后鲜用，或晾晒干燥用，或以盐水浸渍后晒干用

● 品种鉴别：

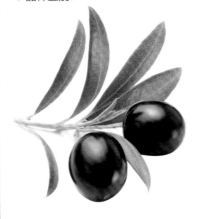

乌榄
　　又名黑榄。果实卵圆形至长卵圆形，紫黑色，长 3~4 厘米，较橄榄大。核两端钝，大而光滑，横切面近圆形。

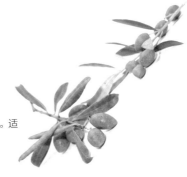

糯米橄榄
　　果较小，质脆嫩，香气浓。适宜制成干果食用。

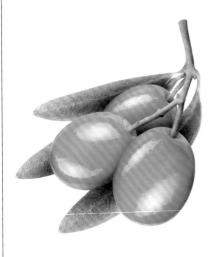

檀香榄
　　果卵圆形，果实中部较肥大，橙黄色，称"莲花座"，为该品种独特标志。果皮有光泽，绿色或深绿色。果肉黄色，肉质清脆，香浓味甜，回味甘而无涩。

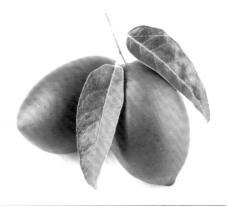

惠圆榄
　　为福建主栽的大果型加工用中迟熟品种。果卵圆形或广椭圆形，单果均重 19 克，皮光滑，绿色或浅绿色。肉绿白色，极厚，肉质松软，纤维少，汁多，味香无涩。

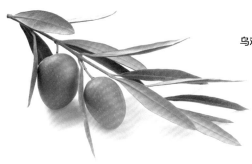

乌鸡肉榄
　　果肉带黑色，质细，回味甘甜。

公本榄
　　果较小，质脆，回味甜香。

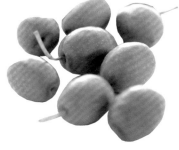

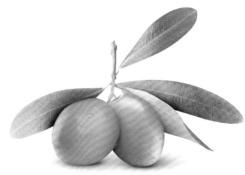

揭西四季榄
　　果实倒卵形，单果重 5~7 克。果肉
白色，纤维较多，初尝苦涩，回味尚甘。
核棕褐色，较大，核与肉不易分离。果实
偏小，品质中下。

潮阳三棱榄
　　主产于广东潮阳。果倒卵形，微呈三棱
状，果顶有三条浅和小黑点突起的残存花柱，
皮色黄蜡鲜亮。果肉白色，回味甘甜。核
棕红色，与肉较易分离。是鲜食品质特优的
品种。

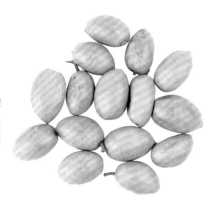

红枣

　　树皮呈褐色或灰褐色，有长枝，呈紫红色或灰褐色；叶片纸质，呈卵形、卵状椭圆形或卵状矩圆形，边缘具圆齿状锯齿，上面深绿色，下面浅绿色；果实呈矩圆形或长卵圆形，成熟时呈红色，后变成红紫色，中果皮呈厚肉质，核顶端锐尖，基部锐尖或钝，有1或2颗种子，种子呈扁椭圆形。

◎ 营养分析：含有蛋白质、脂肪、糖类、有机酸、维生素 A、维生素 C 和钙等多种营养物质，经常食用，可以调养气血。

◎ 习性：比较抗旱，需水不多，适合生长在贫瘠的土壤。

◎ 分布：山西、陕西、河北、山东、河南和甘肃等六大传统产枣大省及新疆新兴枣产区。

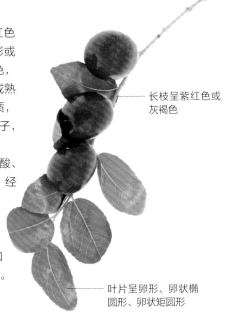

长枝呈紫红色或灰褐色

叶片呈卵形、卵状椭圆形、卵状矩圆形

果实呈矩圆形或长卵圆形，成熟时红色，后变红紫色

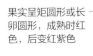

果梗长 2~5 毫米

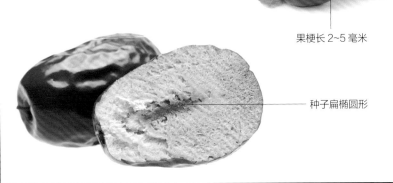

种子扁椭圆形

果期：8~9 月 | **小贴士：** 用于贮藏的红枣要干湿适度，无破损、病虫，色泽红润

○ 品种鉴别：

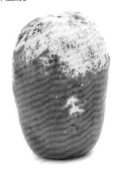

蛤蟆枣

　　果实大，扁柱形，大小不均匀。果皮深红色，果面不平滑，有明显的小块瘤状隆起和紫黑色斑点，类似蚧蛤蟆瘤状，故称"蛤蟆枣"。果顶微凹。果肉厚，绿白色，肉质细且较松脆，味甜汁较多，品质上等，适宜鲜食。

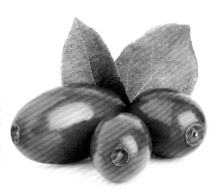

胎里红

　　该果从小到大一直是红色的，故名胎里红，是国内珍稀品种。9月中旬成熟。果近葫芦形。果实鲜红色，果面光洁。果肉细密，清脆爽口。果心小，浓甜，气味芳香，风味极佳，品质极上，食之有享受感，实乃枣中一绝，果中珍品。

新疆红枣

　　为新疆特有产品，又称为"黄金寿枣"。果实中等大，扁倒卵形。果肩较小，果顶宽圆。果面不很平整，果皮紫褐或紫黑色，中等厚，富光泽。果肉厚，质地脆，汁液中多，甜味浓。品质上等，适宜制干、鲜食和酒枣。

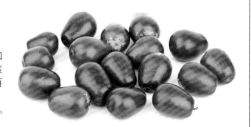

鸡心枣

　　属于小枣，形似鸡心而得名。小巧如樱桃，深红色，有光泽，果肉中厚，其核小质密，有很高的药用价值，被誉为"百药之引"。果实中大，呈长圆形，皮薄，肉质酥脆，汁液多，甜味浓烈，口食无渣。

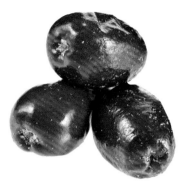

狗头枣

　　果实大，卵圆形，大小不均匀。果顶平，柱头遗存，梗洼窄深。果皮中厚，深红色，果面平滑。果点小，圆形，分布密。果肉厚，肉质致密细脆，味甜，品质上等，适宜鲜食和制干。

金丝小枣

　　由酸枣演进而来。掰开半干的小枣，可清晰地看到由果胶质和糖组成的缕缕金丝粘连于果肉之间，在阳光下闪闪发光。果肉丰满，肉质细腻。鲜枣呈鲜红色，肉质清脆，甘甜而略具酸味；干枣果皮呈深红色，肉薄而坚韧。适宜制成点心食用。

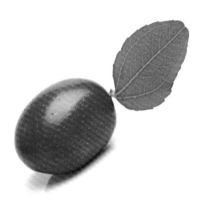

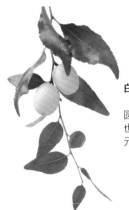

白枣

　　原产于中国，全国各地都有分布。果实呈长圆形，未成熟时黄色，成熟后褐红色。可鲜食，也可制成干果或蜜饯果脯等。营养丰富，富含铁元素和维生素。

壶瓶枣

　　树冠大，产量高，寿命长。素有"八个一尺，十个一斤"的美名。成熟后果皮暗红，果形长倒卵形，上小下大，中间稍细，形状像壶亦像瓶，故称之为"壶瓶枣"。皮薄，深红色，肉厚，质脆，汁中多，味甜，果皮稍具苦辣味。

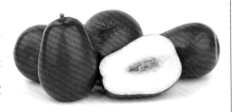

别名：桂圆、荔枝奴、亚荔枝、燕卵
科属：无患子科，龙眼属

龙眼

　　小枝粗壮，微有柔毛，有白色皮孔；叶片很薄，革质，呈长圆状椭圆形至长圆状披针形，腹面深绿色，有光泽，背面粉绿色；果实近球形，呈黄褐色或灰黄色，表皮粗糙，有微凸的小瘤体，内表面有细纵皱纹；果肉呈黄棕色至棕色，半透明；种子茶褐色，光亮。

○ **营养分析：**含丰富的葡萄糖、蔗糖和蛋白质等，含铁量也比较高，对人体很有益处，同时对脑细胞的生长发育也有帮助作用。

○ **习性：**喜高温多湿，耐旱，耐酸，耐瘠，忌浸，在红壤丘陵地、旱平地生长良好。

○ **分布：**广东、广西、福建和台湾等地。

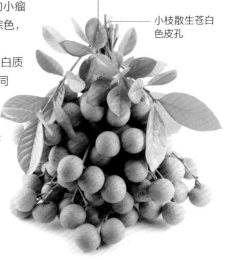

叶片呈长圆状椭圆形至长圆状披针形，腹面深绿色，背面粉绿色，无毛

小枝散生苍白色皮孔

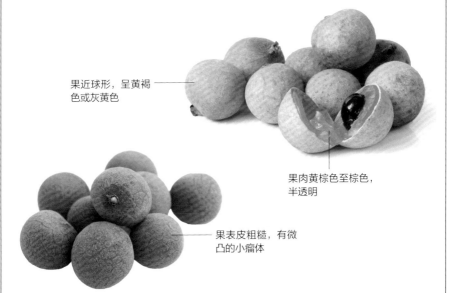

果近球形，呈黄褐色或灰黄色

果肉黄棕色至棕色，半透明

果表皮粗糙，有微凸的小瘤体

◎ 品种鉴别：

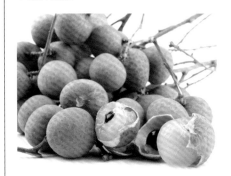

石硤龙眼

　　是中国传统优质品种，品质上乘。果肉白色，晶莹剔透，肉脆核小，清甜化渣，有清香，果汁不外溢，用纸包果肉而不湿。果壳褐黄色，果形近圆形。

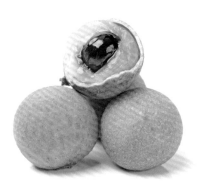

"古山二号"龙眼

　　果实扁圆形。平均单果重 10~12 克，果壳厚中等，赤褐色，易剥。果肉较厚，蜡白色，半透明，去壳时不流汁，肉质爽脆，味清甜，鲜食有独特香味。果核中等大。品质上乘，为鲜食极优品种。

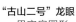

松风本龙眼

　　是一个丰产、稳产、优质的晚熟新品种。果中大，平均单果重 12.8~13.9 克。果实 9 月下旬至 10 月上旬成熟，是较理想的晚熟鲜食品种。

立冬本龙眼

　　该品种系福建省培育，是目前国内最晚熟的桂圆品种。果实大小均匀整齐，平均单果重 12.7~14.3 克。果实成熟期晚，10 月中下旬至 12 月初成熟。

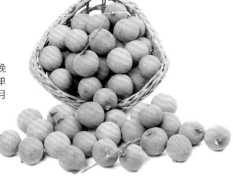

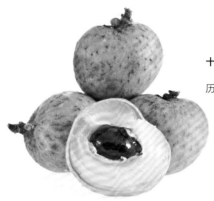

十月龙眼
　　晚熟，果实大，甜度可维持较久，于农历十月采收，故名"十月龙眼"。

福眼
　　又名福圆、虎眼等。该品种果实扁圆形，果粒大小均匀，果皮褐黄色，龟甲状裂纹不明显，果肉乳白色，半透明，肉质细腻，汁多肉厚，味清甜，核可入药。果实8月下旬至9月上旬成熟。

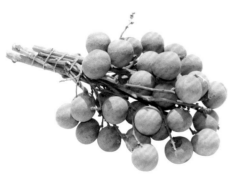

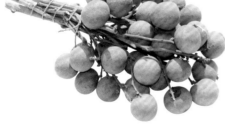

粉壳龙眼
　　粉壳龙眼是台湾主要品种，因其果粉多于其他品种而得名。果粒中等，果肉厚，颜色淡白，肉质微脆，甜度佳。

容县大乌圆龙眼
　　原产地广西容县。果实近圆球形，略扁，果大，是我国果型最大的龙眼良种。其果皮黄褐色、皮韧，果肉蜡白色，半透明，肉质爽脆，味甜稍淡，适宜加工成果干。

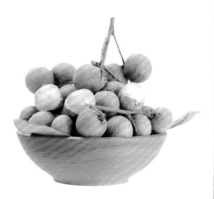

别名：丹荔、丽枝、离枝、火山荔、勒荔
科属：无患子科，荔枝属

荔枝

　　树皮呈灰褐色，小枝呈褐红色，圆柱状，有密集的白色皮孔；叶片薄，革质，呈披针形、卵状披针形或长椭圆状披针形；果实呈圆形至近球形，成熟时呈暗红色至鲜红色，果皮有多数鳞斑状突，果肉呈嫩白凝脂状，种子全部被肉质假种皮包裹。

◔ 营养分析：含有丰富的糖分、蛋白质和维生素C，可以为身体补充能量，有美容养颜的作用。

◔ 习性：喜高温高湿，喜光向阳；其遗传性又要求花芽分化期又相对低温，但最低气温在2~4℃又会遭受冻害。

◔ 分布：中国西南部、南部和东南部地区，尤以广东、广西和福建南部栽培最盛。

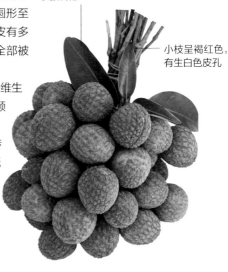

叶片呈披针形、卵状披针形或长椭圆状披针形

小枝呈褐红色，有生白色皮孔

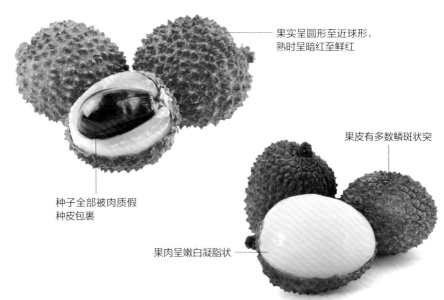

果实呈圆形至近球形，熟时呈暗红至鲜红

果皮有多数鳞斑状突

种子全部被肉质假种皮包裹

果肉呈嫩白凝脂状

果期：夏季 小贴士：没有成熟的荔枝头部呈尖状，且表皮上的"钉"比较密集

◎ 品种鉴别：

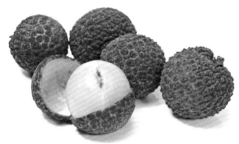

水晶球

　　产地广东，果肉爽脆清甜，肉色透明，果核细小，是一个有数百年栽培历史的优良品种。

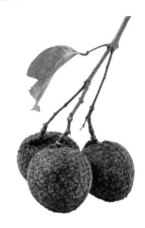

陈紫

　　为福建荔枝的优等品种，成熟时散发出阵阵幽香。宋代蔡襄《荔枝谱》记述："此品种初为陈氏八家所栽，果皮熟时紫红色，故名。"果实短卵圆形，龟裂片瘤状突起。肉厚板小，入口浆水四溅，甜中微酸。7月下旬成熟。

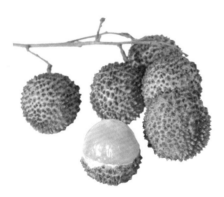

桂味

　　又名桂枝，果实圆球形，果壳浅红色，果肉黄白柔软饱满，核小，味甜。桂味有"全红"及"鸭头绿"两个品系，其中以"鸭头绿"为上品。"鸭头绿"与"全红"的区别在于"鸭头绿"成熟时，在浅红色的果壳上有一个绿豆般大小的绿点。

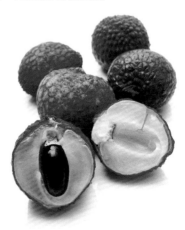

元红

　　又名皱核。果实为心形，果皮紫红色。

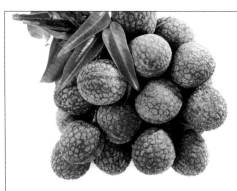

白糖罂

　　又名蜂糖罂，为早熟品种，主要产区在广东省茂名市的电白羊角镇。果歪心形或短歪心形，中等大，平均单果重24.8克。果皮薄，鲜红色，龟裂片大部分平滑，小部分微隆起。果顶浑圆或钝。果肉乳白色，肉质爽脆，少汁，味清甜。

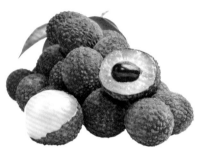

淮枝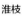

　　又名密叶、凤花、古凤、怀枝、槐枝。果实圆球形或近圆形，蒂平。果壳厚韧，深红色，龟裂片大，稍微隆起或近于平坦，排列不规则，近蒂部偶有尖刺。肉乳白色，软清多汁，味甜带酸，核大而长，偶有小核。

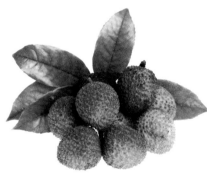

妃子笑

　　四川人称之铊提，核小、颜色青红、个大、味甜。

三月红

　　因在农历三月下旬成熟，上市早，故名三月红，属最早熟种，主产于广东的新会、中山、增城等地。果实为心形，上广下尖。龟裂片大小不等。皮厚，淡红色。肉黄白，微韧，组织粗糙，核大，味酸带甜，食后有余渣。

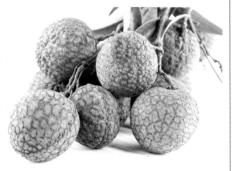

别名：山枣、野枣
科属：鼠李科，枣属

酸枣

小枝呈"之"字形弯曲，呈紫褐色；叶片呈椭圆形至卵状披针形，边缘有细锯齿；果实偏小，成熟时呈红褐色，近球形或长圆形，果皮呈红色或紫红色，果肉较薄，质地疏松，味酸甜。

○ 营养分析：口感酸甜适度，含有糖、酸、蛋白质以及钠、铁、锌、磷和硒等多种微量元素，对人体很有益处。

○ 习性：喜欢温暖干燥的环境，耐碱、耐寒、耐旱、耐瘠薄，不耐涝，适应性强。

○ 分布：辽宁、内蒙古、河北、山西、山东、安徽、河南、湖北、甘肃、陕西和四川等地。

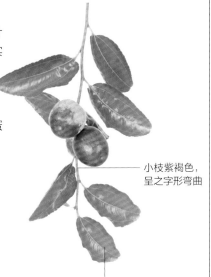

小枝紫褐色，呈之字形弯曲

叶片呈椭圆形至卵状披针形，边缘有细锯齿

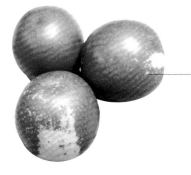

果实成熟时红褐色，近球形或长圆形

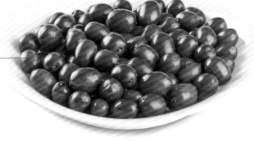

果皮红色或紫红色

果期：8~9月 | **小贴士：** 酸枣仁晒干后，包装要牢固、密封、防潮，保护品质

别名: 青梅、果梅、酸梅
科属: 龙脑香科，青梅属

梅

　　树皮呈青灰色，幼枝和嫩叶有密集的星状毛；叶片呈长圆倒卵形或长椭圆形，两面均无毛；聚伞圆锥花序，花小，白色，呈长圆倒卵形；果实近似球形，个大，皮薄肉厚，有光泽，肉质脆细，酸度高；核卵圆形或长圆形，有皱纹。

❍ **营养分析:** 含有多种有机酸、维生素、铜、钙、镁、钾和钠等营养素。

❍ **习性:** 喜温暖，对土壤要求不严格，以土层较深厚、土质疏松、排水良好为宜。

❍ **分布:** 广东、台湾、广西、福建、浙江、云南、江苏和安徽等地。

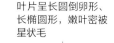

叶片呈长圆倒卵形、长椭圆形，嫩叶密被星状毛

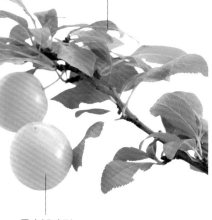

果实近似球形，个大，皮薄，有光泽

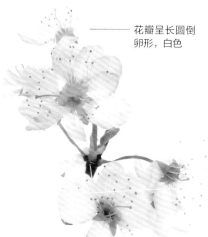

花瓣呈长圆倒卵形，白色

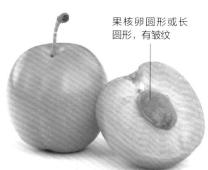

果核卵圆形或长圆形，有皱纹

果期: 7~8月 | **小贴士:** 梅子制成品话梅置于通风干燥处，防潮防蛀，可保存数年不变质

○ 品种鉴别：

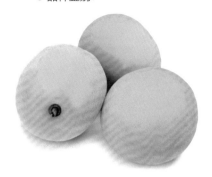

软枝大粒青梅
　　丰产、稳产，果实近圆形，大小较均匀。
果大。果皮黄绿色，阳面淡红色。果肉细脆，
味酸，无苦涩味。

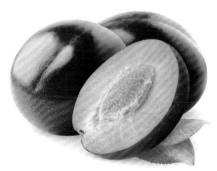

青梅
　　果实椭圆形，果皮浅青绿色，果肉淡
黄色。果肉厚、核小，果肉细脆，香气醇厚，
风味独特，酸中带甜。

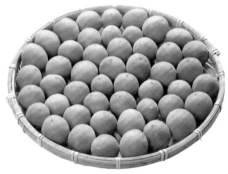

白粉梅
　　果实近圆形，大小较均匀，果皮黄绿
色，朝阳面带有少量红晕，果面有白色茸
毛。果肉细脆，风味浓酸。

胭脂梅
　　果实椭圆形，果皮浅青绿色，成熟果呈
黄色，向阳面具有红晕，呈淡赤褐色至深红
色，果肉淡黄色。平均单果重约 28 克，果
肉厚而细脆、核小，香气醇厚，风味独特，
酸中带甜。

杨梅

树皮呈灰色，老时会有纵向的浅裂；树冠呈圆球形，小枝及芽无毛；叶片是革质，无毛，密集于小枝上端；雄花序单独或数条丛生于叶腋，雌花序常单生于叶腋；每一雌花穗可以结出 1~2 个果实，果实呈球状，表面有乳头状凸起；外果皮为肉质，汁液及树脂很多，味酸甜，成熟时深红色或紫红色；核常为阔椭圆形或圆卵形，略成压扁状。

◆ 营养分析： 营养十分丰富，富含纤维素、矿物质、维生素、蛋白质、脂肪、果胶及 8 种对人体有益的氨基酸。经常食用，可以补充人体所需的营养物质。

◆ 习性： 喜温暖湿润、多云雾气候，不耐强光，不耐寒。

◆ 分布： 华东、湖南、广东、广西和贵州等地。

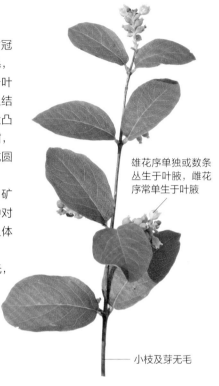

雄花序单独或数条丛生于叶腋，雌花序常单生于叶腋

小枝及芽无毛

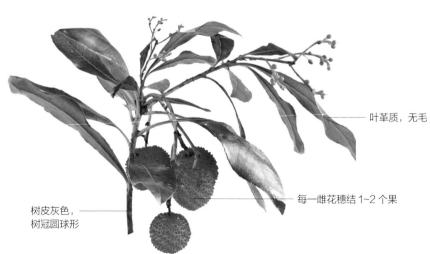

叶革质，无毛

每一雌花穗结 1~2 个果

树皮灰色，树冠圆球形

果期：6~7 月 | **小贴士：** 杨梅还可加工成糖水杨梅罐头、果酱、蜜饯、果汁、果干和果酒等

◎ 品种鉴别：

火炭梅
　　贵州的鲜食品种。果
实扁圆形，果形较大，果
实色泽鲜艳，品质好。

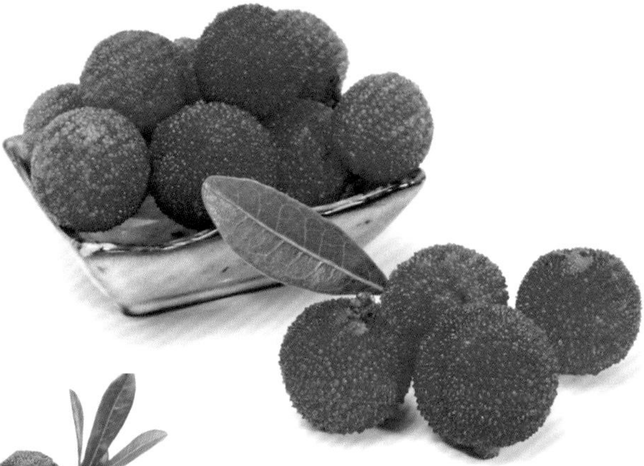

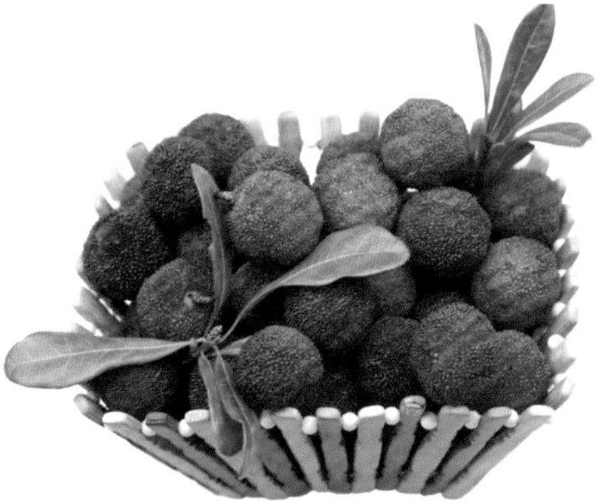

东魁
　　又名东岙大杨、巨梅，是国内外杨梅果
型最大的品种。7月上旬成熟。果色紫红。
甜酸适口，品质上等。产量高而稳定，适于
鲜食。

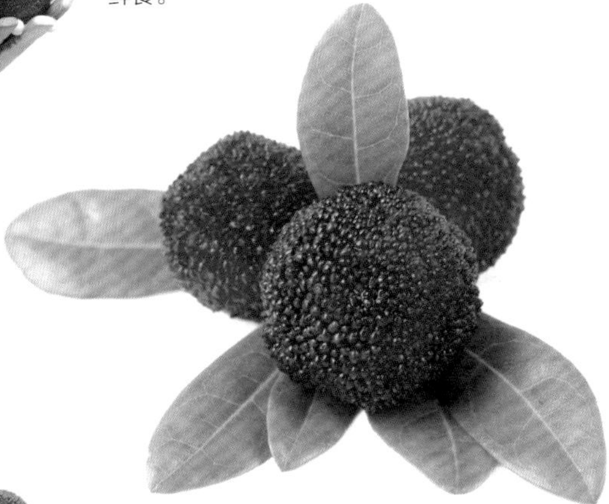

安海硬丝
　　原产于福建安海，即安海变硬肉柱
杨梅。果正圆球形，果面紫黑色，肉柱
圆钝，长而较粗，果蒂有青绿色瘤状突
起。口感较粗硬。极耐储运，是不可多
得的适宜长途运输的品种。

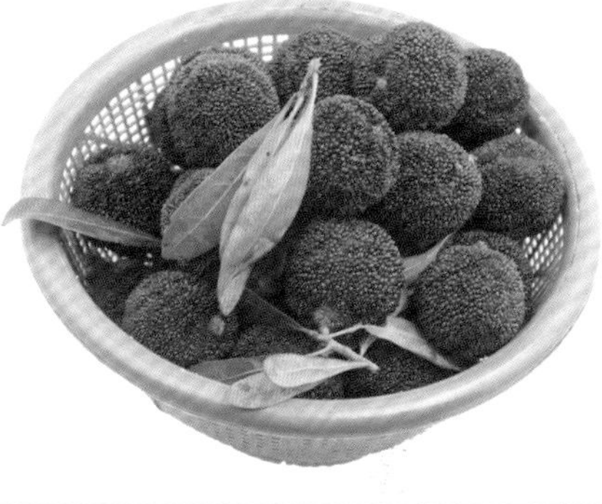

荸荠种
　　产于浙江省兰溪马涧、余姚、慈
溪、仙居等地。为当前我国分布最广、
种植面积最大的品种，也是当前国内
最佳的鲜果兼加工优良品种。果实紫
黑色，果型较小，核小。

鳄梨

常绿乔木，树皮灰绿色。叶互生，呈长椭圆形、椭圆形、卵形或倒卵形，先端急尖，革质，绿色；果为梨形、卵形或球形，黄绿色或红棕色，外果皮木栓质，中果皮肉质，为可食部位。

○ 营养分析： 营养价值与奶油相当，有"森林奶油"的美誉。富含钾、叶酸以及丰富的维生素 B_6，也含有多种矿物元素和食用植物纤维，同时是一种高能低糖水果。

○ 习性： 喜光，喜温暖湿润气候，不耐寒，对土壤适应性较强。

○ 分布： 广东、福建、台湾、云南和四川等地。

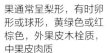

果通常呈梨形，有时卵形或球形，黄绿色或红棕色，外果皮木栓质，中果皮肉质

叶椭圆形、卵形或倒卵形，羽状脉

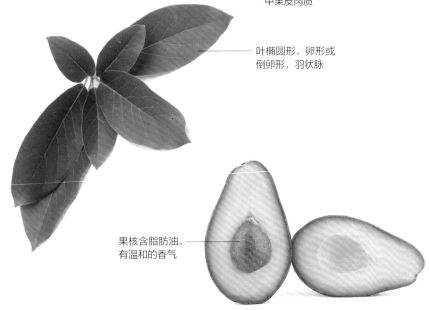

果核含脂肪油，有温和的香气

果期：8~9月 | **小贴士：** 果核含脂肪油，有温和的香气，供食用、医药和化妆工业用

別名：木菠萝、树菠萝、大树菠萝、蜜冬瓜、牛肚子果
科属：桑科，菠萝蜜属

菠萝蜜

树皮厚，呈黑褐色，小枝有纵皱纹至平滑，无毛；叶片革质，呈螺旋状排列，有椭圆形或倒卵形，成熟的叶片全缘，幼树上的叶常分裂，表面墨绿色，干后浅绿或淡褐色；聚花果呈椭圆形至球形，或不规则形状，核果呈长椭圆形，表面有坚硬六角形瘤状凸体和粗毛，幼时浅黄色，成熟时黄褐色。

◐ 营养分析：含有糖类、蛋白质、维生素 B_1、维生素 B_2、维生素 B_6、维生素 C、矿物质和脂肪油等成分，营养价值很高。

◐ 习性：喜光，生长迅速，幼时稍耐阴，喜深厚肥沃土壤，忌积水。

◐ 分布：广东、海南、广西、福建和云南等地。

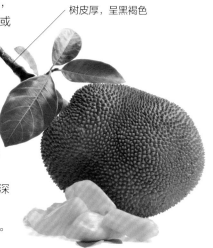

树皮厚，呈黑褐色

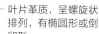

果呈椭圆形至球形，或不规则形状

叶片革质，呈螺旋状排列，有椭圆形或倒卵形

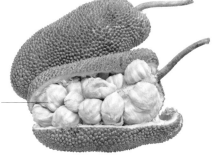

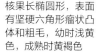

核果长椭圆形，表面有坚硬六角形瘤状凸体和粗毛，幼时浅黄色，成熟时黄褐色

果期：6~11月　小贴士：菠萝蜜树形整齐，冠大荫浓，果奇特，是优美的庭荫树和行道树

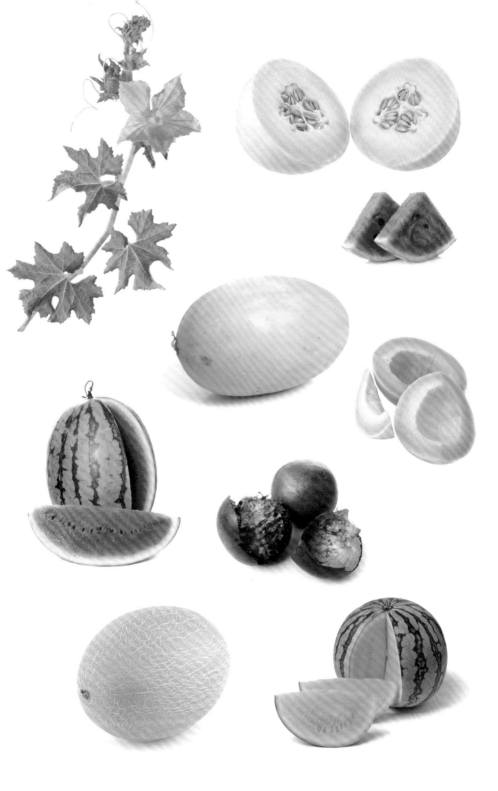

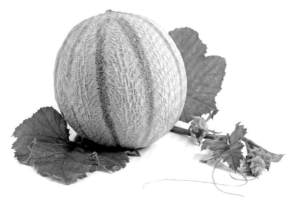

第五章
草藤本类

草藤本水果是葫芦科植物特有的果实。枝株常有螺旋状卷须，叶互生，形大，花大而鲜艳。同一株植物上有雄性花和雌性花，一般是瓜类的果实，如西瓜、哈密瓜、香瓜等。在昼夜温差大、日照时间长的地区产的草藤本类水果品质尤其上乘。

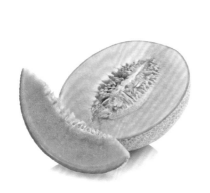

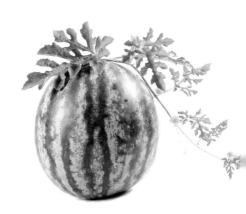

别名：夏瓜、寒瓜、青门绿玉房、水瓜
科属：葫芦科，西瓜属

西瓜

幼苗的茎呈直立状，分枝性很强；叶互生，有深裂、浅裂和全缘；花冠呈黄色或白色，花朵会在清晨开放、下午闭合；果实有圆球、卵形、椭圆球、圆筒形等，果面平滑或具棱沟，表皮有绿白、绿、深绿、墨绿、黑色，间有细网纹或条带，果肉有乳白、淡黄、深黄、淡红、大红等色；种子扁平、卵圆或长卵圆形，平滑或有裂纹，种皮有白、浅褐、褐、黑或棕色。

➲ 营养分析：含有丰富的葡萄糖、苹果酸、果糖、蛋白质、氨基酸、番茄红素及维生素 C 等物质，食用价值很高。

➲ 习性：喜强光、耐旱，适宜沙质土壤。

➲ 分布：南方以海南岛为主要产区，北方以沿黄河一线为主要种植带。

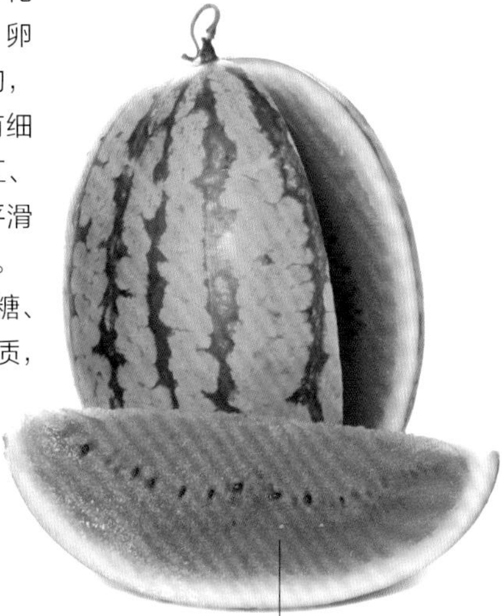

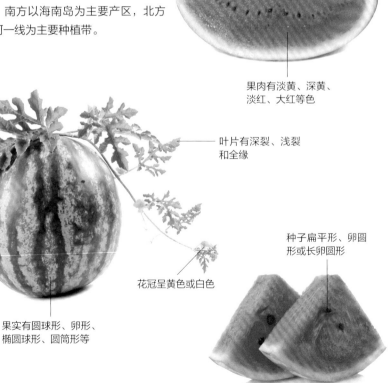

果肉有淡黄、深黄、淡红、大红等色

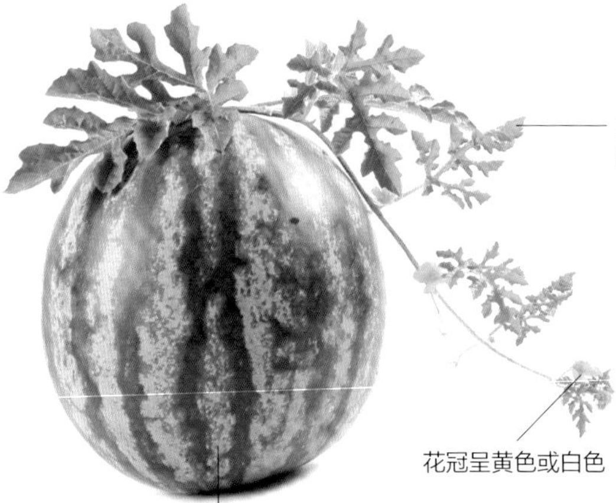

叶片有深裂、浅裂和全缘

花冠呈黄色或白色

果实有圆球形、卵形、椭圆球形、圆筒形等

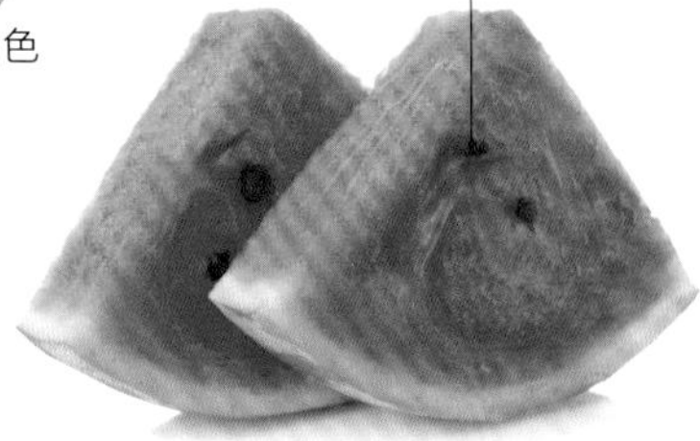

种子扁平形、卵圆形或长卵圆形

果期：夏季 | **小贴士：完整的西瓜可冷藏 15 天，夏季西瓜放冰箱冷藏不宜超过 1 个小时**

● 品种鉴别：

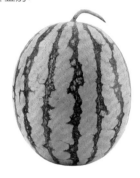

早春红玉
　　是杂交一代极早熟小型红瓤西瓜。春季种植，5 月份收获，坐果后 35 天成熟。夏秋种植，9 月份收获，坐果后 25 天成熟。该品种外观为长椭圆形，绿底条纹清晰，瓤色鲜红，肉质脆嫩爽口，保鲜时间长。

乐宝
　　圆形，果皮深墨绿色。

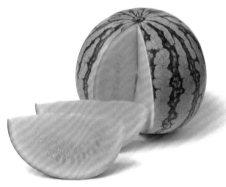

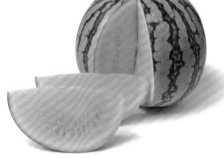

特小凤瓜
　　高球形至微长球形，果重 1.5~2 千克，外观小巧优美，果型整齐，果皮极薄。肉色晶黄，肉质细嫩爽脆，甜而多汁，纤维少，甜度均匀，品质特优。种子极少，果皮韧度差。

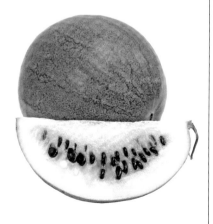

京雪
　　中早熟，白瓤特色西瓜杂种一代。绿底，覆盖墨绿条带。白瓤，种子部位常出现黄色，果肉质地好，酥脆爽口，含糖量较高。适合制成水果拼盘。

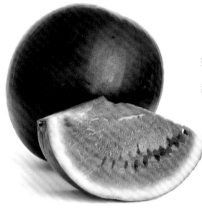

蜜宝
　　圆球形，果皮墨绿，瓤红色，肉质脆甜多汁。

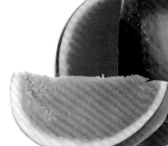

无籽西瓜
　　外形与普通西瓜差别不大，圆形，瓜瓤内没有籽。

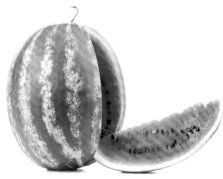

郑抗1号
　　早熟，果实椭圆形，绿色果皮上覆深墨绿宽条带。大红瓤，肉质细嫩多汁，品质极佳。平均单瓜重6~8千克。皮薄而韧，耐贮运。

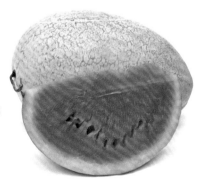

特大郑抗2号
　　果实椭圆形，绿皮网纹，大红瓤，肉质脆沙，品质佳。果型大，皮薄而韧。

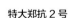

别名：甜瓜、果瓜、甘瓜
科属：葫芦科，甜瓜属

香瓜

　　茎和枝有棱，有黄褐色或白色的糙硬毛和疣状突起；叶片厚纸质，近圆形或肾形，上面粗糙，有白色糙硬毛，边缘不分裂或浅裂，叶柄有槽沟及短刚毛；花冠黄色，长2厘米，裂片卵状长圆形，急尖，果实通常为球形或长椭圆形，果皮平滑，有纵沟纹或斑纹，果肉白色、黄色或绿色；种子污白色或黄白色，卵形或长圆形，先端尖，基部钝。

◐ 营养分析：果脆味甜，营养丰富，含有蛋白质、碳水化合物、胡萝卜素、维生素 B_1、维生素 B_2、烟酸、钙、磷和铁等物质。

◐ 习性：喜光照，喜温耐热，对土壤要求不严格，但以土层深厚、通透性好、不易积水的沙壤土最适合。

◐ 分布：全国各地广泛栽培。

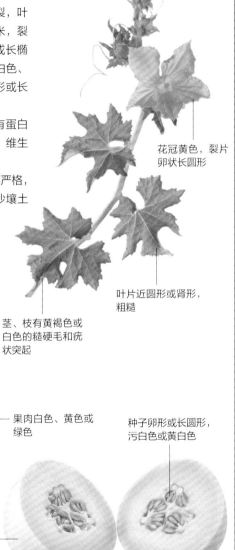

花冠黄色，裂片卵状长圆形

叶片近圆形或肾形，粗糙

茎、枝有黄褐色或白色的糙硬毛和疣状突起

果肉白色、黄色或绿色

种子卵形或长圆形，污白色或黄白色

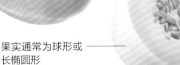

果实通常为球形或长椭圆形

果期：夏季　小贴士：甜瓜以鲜食为主，也可制作果干、果脯、果汁、果酱及腌渍品等

◑ 品种鉴别：

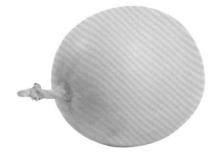

维多利亚香瓜
　　果实正圆形，皮色金黄美观，果肉雪白，香味浓郁，风味佳良，耐贮运。平均单瓜重1千克。适宜制成沙拉食用。

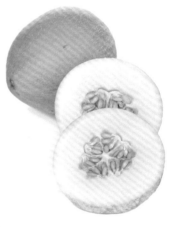

郑甜一号
　　果实圆球形，果皮金黄艳丽，果肉雪白，肉质细腻、多汁，味香甜，果皮较韧，耐贮运。

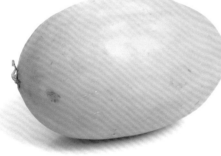

豫甜蜜
　　黄皮，早熟，椭圆形，香味特别浓郁。

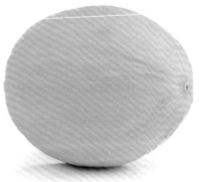

丰甜二号
　　早熟，果实圆球形，成熟果金黄色，果肉白色至淡绿色，肉质细嫩，香味浓。

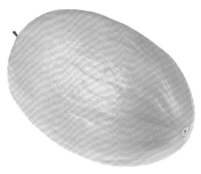

中甜三号

　　果实高圆形，果皮光亮金黄。果肉浅绿至白色，肉厚4~5厘米，肉质松软爽口，香味浓郁。

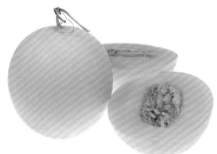

嘉蜜洋香瓜

　　果实椭圆形，果皮乳白色，较粗糙，略有稀疏网纹。果肉橙红色，肉厚3.2厘米，肉质脆爽。

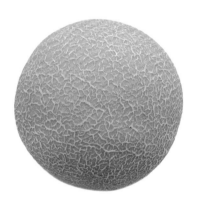

橙露

　　新类型的高级温室网纹橙肉品种。果实高球形，网纹粗美。果皮灰白绿色，果肉橙色，肉质柔软细嫩。

迎春

　　又名黄皮大王，是河北农业大学培育的厚皮甜瓜杂交一代种。大果型、早熟品种，全生育期90天左右，果实圆形，果皮光滑，深金黄色，美观、艳丽，果肉厚约4厘米，种腔小，果肉蜜白色，细嫩多汁，甘甜芳香。

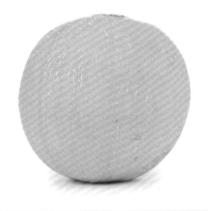

別名: 甘瓜、网纹瓜、雪瓜、贡瓜
科属: 葫芦科，黄瓜属

哈密瓜

属于一年生匍匐或攀缘草本，茎、枝有棱，卷须纤细，微有柔毛；叶片厚纸质，近圆形或肾形，上面粗糙，有白色糙硬毛，背面沿脉布满糙硬毛；花萼筒呈狭钟形，布满白色长柔毛，花冠呈黄色，裂片卵状长圆形；果实有椭圆形、卵圆形、纺锤形、长棒形等，果皮呈网纹或光皮，色泽有绿、黄白等，果肉有白、绿、橘红，种子呈披针形或长扁圆形。

◑ 营养分析: 哈密瓜被称为"瓜中之王"，不但口味香甜，营养价值也很高，含有糖、纤维素、苹果酸、果胶、多种维生素、钙、磷、铁等物质。

◑ 习性: 喜充足的阳光和较大的昼夜温差。

◑ 分布: 主要产于降雨量小、昼夜温差大的新疆哈密、吐鲁番、鄯善等地。

叶片近圆形或
肾形，粗糙

花冠黄色，裂片
卵状长圆形

种子披针形或长扁
圆形，黄、灰白或
褐红等色

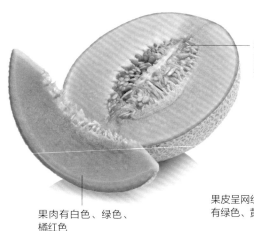

果肉有白色、绿色、
橘红色

果皮呈网纹或光皮，
有绿色、黄白等色

果实形状有椭圆、
卵圆、纺锤、长棒形

◌ 品种鉴别：

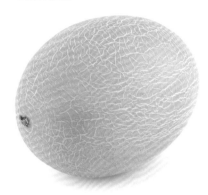

金蜜宝

　　果实为椭圆形，果皮充分成熟后为金黄色，光滑或有极少量的较细网纹，易形成离层脱落，瓜脐直径约 1 厘米。果肉橙色，肉厚约 3.2 厘米，肉质结实，味浓香，品质风味优良。单果重为 1.25~1.5 千克。

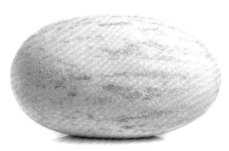

洋香瓜

　　瓜形椭圆，果皮淡黄白色，高球形，网纹细美，外观秀丽。果肉纯白色，肉厚，肉质柔软细嫩，入口即化，甘甜多汁，香气纯正。

网纹瓜

　　果实呈圆球形，顶部有新鲜绿色果藤。果皮翠绿，带有灰色或黄色条纹，酷似网状，故名"网纹瓜"。果肉黄绿色或橘红色，口感似香梨，脆甜爽口，散发出清淡怡人的混合香气。

豫甜香

　　新育成的早熟网纹哈密瓜品种，糖度超过 18%，瓤质脆甜，单瓜重 1.5~2.5 千克，外形美观。该品种的选育，填补了中原地区没有合适哈密瓜品种种植的空白。

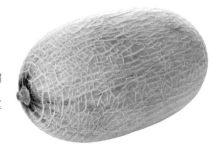

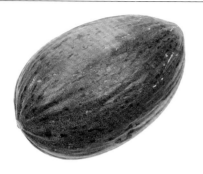

卡拉克赛

　　果实长椭圆形，单瓜重 5~6 千克，正宗品种果面墨绿色，亮而光，无网纹。果皮薄而硬韧，果肉橘红色，肉厚 4.5 厘米，肉质细脆，紧松适中，清甜爽口，汁液中等，风味居上。对人体造血功能有显著的促进作用。

早黄蜜宝

　　长椭圆形，果型整齐，纵径 27.3 厘米左右，横径 15.4 厘米左右，果皮黄底，有较不明显的绿断条，网纹细、密均匀，果皮厚约 0.6 厘米。果肉浅橙色，肉质松脆，有清香味，口感较好。可辅助治疗发热、中暑等病症。

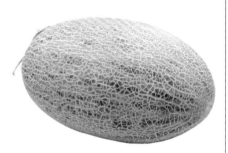

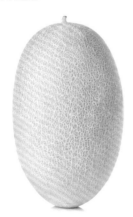

香妃瓜

　　早生，适合各地栽培，为新疆"红心脆"改良品种，保持了"红心脆"肉质脆嫩品质。果实纺锤形，果皮黄绿色，果面有稀疏网纹。有清肺热止咳的功效。

红蜜宝

　　成熟时果柄不脱落，果面黄色，覆有不明显的绿色条带，网纹中粗，密布全瓜，果肉橘红色，肉质松脆。能够抑制黑色素的生成，美容护肤。

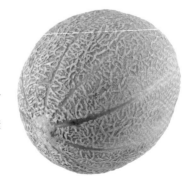

别名：拉汗果、假苦瓜、光果木鳖、金不换、罗汉表
科属：葫芦科，苦瓜属

罗汉果

　　果实呈圆形或长圆形，纵径 6~11 厘米，横径 4~8 厘米；初生布满黄褐色的茸毛，果皮较薄，干后易脆，果实顶端有花柱残痕，基部有果梗痕；种子很多，呈淡黄色，近圆形或阔卵形，扁压状。

◐ 营养分析：有很高的食疗价值，含有大量的果糖、十多种人体必需氨基酸、脂肪酸、黄酮类化合物、维生素等物质。

◐ 习性：喜阴凉，不耐高温，忌积水受涝，以疏松肥沃、排水良好、深厚且湿润的土壤为宜。

◐ 分布：广西永福县、融安县、临桂县是罗汉果的三大产地，其中永福县是原产地。

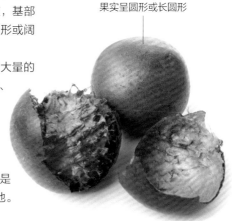

果实呈圆形或长圆形

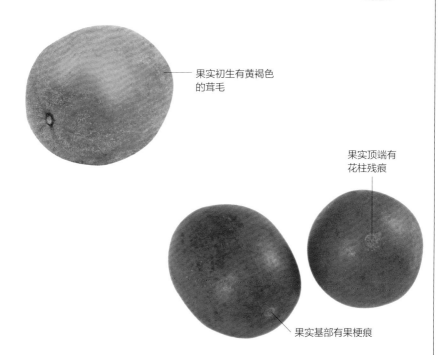

果实初生有黄褐色的茸毛

果实顶端有花柱残痕

果实基部有果梗痕

果期：9~11 月 | **小贴士：采收时，应选择晴天或阴天采收，雨天或露水未干不宜采收**

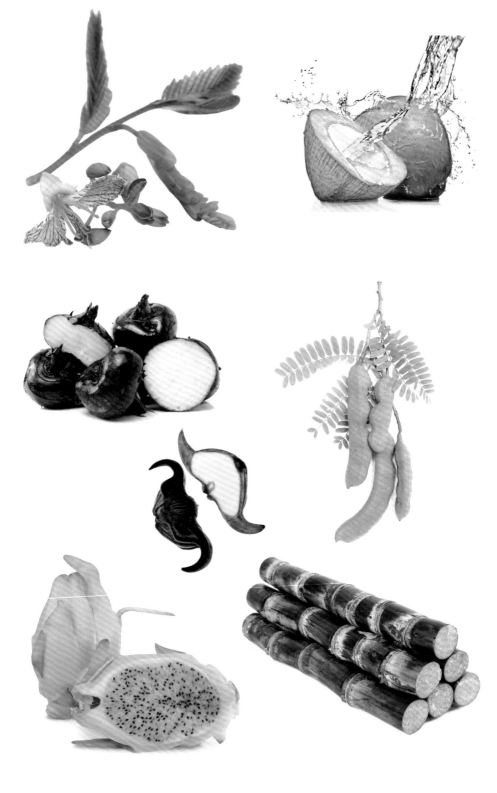

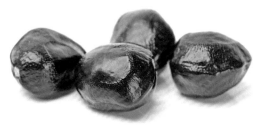

第六章
其他类

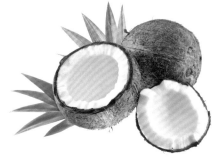

有一些水果分类比较困难，
不符合一般的植物学特性，例如甘蔗；
也有一些食物关于是否应该被归于水果类
存在着一定的争议，例如荸荠。
这些食物的共同点十分不明显，
但是它们所含的营养物质也十分丰富，
有各自的食用功效，很受现代人欢迎。

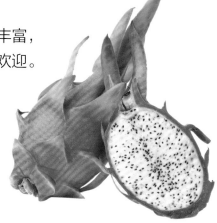

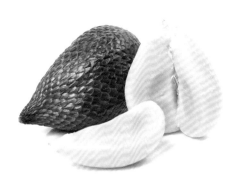

别名：薯蔗、糖蔗、黄皮果蔗
科属：禾本科，甘蔗属

甘蔗

甘蔗属于一年生或多年生宿根热带和亚热带草本植物；茎似竹子，但里面充实，秆直立，粗壮多汁，表面有白粉，长2~2.5米，粗数厘米，根下的节密，往上渐疏，甘蔗根部的糖分最浓。

◐ 营养分析：含有丰富的糖分和水分，可以生津止渴，还含有各种维生素、脂肪、蛋白质、有机酸、钙、铁等物质，对人体很有益处。

◐ 习性：喜温、喜光，土壤的适应性比较广泛，以黏壤土、壤土、沙壤土较好。

◐ 分布：广东、台湾、广西、福建、四川、云南、江西、贵州、湖南、浙江、湖北、海南等地。

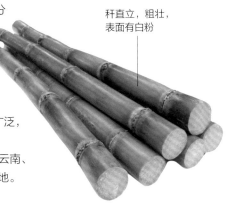

秆直立，粗壮，表面有白粉

甘蔗根部的糖分最浓

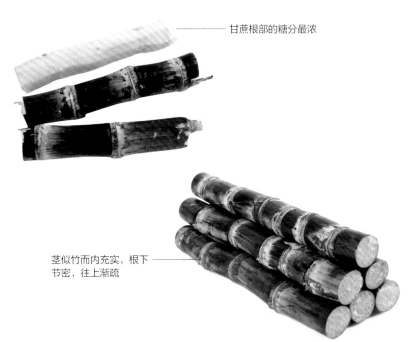

茎似竹而内充实，根下节密，往上渐疏

果期：秋、冬季　小贴士：新鲜甘蔗质地坚硬，瓤部呈乳白色，闻之有清香味

◎ 品种鉴别：

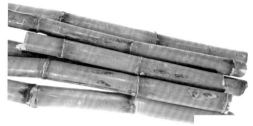

黄皮甘蔗
　　秆细而节短，外皮黄色，肉质紧实粗硬，含糖分高，一般用于榨糖。

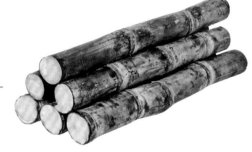

上高紫皮甘蔗
　　属果蔗，品种有拔地拉、果蔗一号。果皮为紫皮，果肉松脆，渣少，汁多。多作为水果供食。

红甘蔗
　　茎秆表皮为墨红色，节多明显。内皮维管束为淡黄色，水分多，糖度较低，茎粗皮脆。茎肉富纤维质，多汁液，清甜嫩脆，食而不腻。

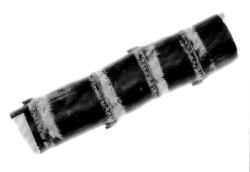

黑果蔗
　　表皮紫黑色，含糖量 17% 左右，口感好。用途广泛，销售极畅，既可作水果生食，又是加工蔗汁饮料、冰糖、味精等食品的好原料。

別名：胥余、越王头、椰瓢、大椰
科属：棕榈科，椰子属

椰子

　　植株高大，高 15~30 米，茎部粗壮，有环状的叶痕，基部增粗，有簇生的小根；革质叶羽状全裂，外向折叠，线状披针形；果实呈球状或近球形，顶端微具三棱，长 15~25 厘米，基部有 3 孔，其中的 1 孔与胚相对；外果皮薄，中果皮是厚纤维质，内果皮是坚硬木质，果腔含有胚乳、胚和汁液。

◐ 营养分析：含有丰富的 B 族维生素、维生素 C、氨基酸和复合多糖物质，椰子汁富含蛋白质、脂肪和多种维生素，可以促进细胞再生长。

◐ 习性：为热带喜光作物，在高温、多雨、阳光充足和海风吹拂的条件下生长发育良好，适宜的土壤是海淀冲积土和河岸冲积土。

◐ 分布：海南、台湾南部、广东雷州半岛、云南西双版纳等地。

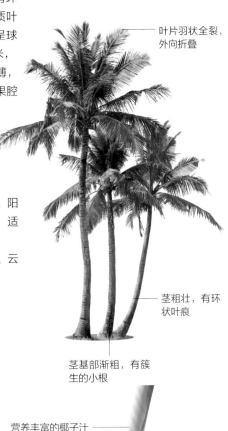

叶片羽状全裂，外向折叠

茎粗壮，有环状叶痕

茎基部渐粗，有簇生的小根

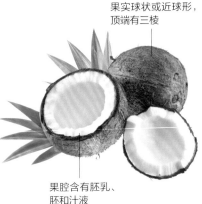

果实球状或近球形，顶端有三棱

果腔含有胚乳、胚和汁液

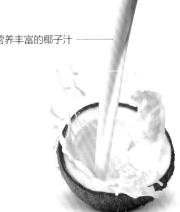

营养丰富的椰子汁

果期：秋季　小贴士：椰汁宜临时取鲜品用，不宜取鲜汁后停放过久，久则变味

◎ 品种鉴别:

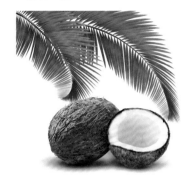

红矮椰
　　果实为长圆形，果实纵剖面形状为圆形，果皮橙红色，核果外形近球形，没有特别的椰水芳香气味。

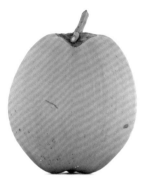

文椰
　　果实为卵圆形，果实纵剖面形状为圆形，果皮呈绿色，核果外形近球形，没有特别的椰水芳香气味。

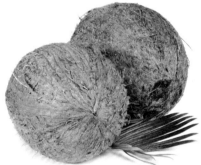

小黄椰
　　果实为卵圆形，果皮棕黄色，核果外形近球形，没有特别的椰水芳香气味。

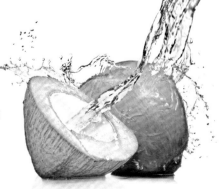

香水椰子
　　产量高，果皮绿色，果皮和种壳较薄，椰水和椰肉品质较佳。

别名：马蹄、水栗、芍、凫茈、乌芋、菩荠、地梨
科属：莎草科，荸荠属

荸荠

　　有细长的匍匐根状茎；有直立丛生的多数秆，秆呈圆柱状，干后秆为灰绿色，光滑无毛；小坚果呈宽倒卵形，双凸状，顶端不缢缩，果皮革质，不易发芽，成熟时棕色，光滑，稍黄微绿色，表面细胞呈四角形、五角形或六角形，肉呈白色。

◎ 营养分析：磷的含量很高，可以促进人体内糖、脂肪、蛋白质三大物质的代谢。荸荠性寒，有清热生津的功效。

◎ 习性：喜温湿，怕冻，适宜生长在耕层松软、底土坚实的土壤中。

◎ 分布：广西、江苏、安徽、河北、浙江、广东、湖南、湖北、江西等地。

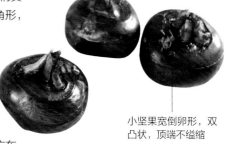

小坚果宽倒卵形，双凸状，顶端不缢缩

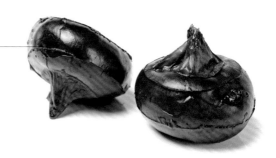

果皮革质，不易发芽，成熟时棕色，稍黄微绿色，表面细胞呈四角形、五角形或六角形

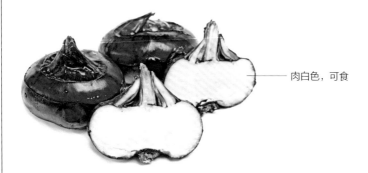

肉白色，可食

果期：5~10 月 ｜ 小贴士：荸荠外皮和内部有可能附着寄生虫，一定要洗净煮透后食用

● 品种鉴别：

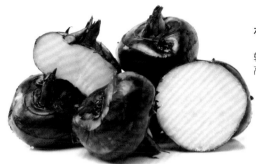

水马蹄
　　广东地方品种。球茎扁圆形，顶芽较尖长，皮黑褐色，肉白色。淀粉含量高，可熟食或制作淀粉。耐湿不耐储藏。

桂林马蹄
　　成熟时，球茎皮色由白色转变成黄棕色至红褐色。顶芽粗壮，两边常有侧芽并立。颗粒大、皮薄、肉厚、色鲜、味甜、清脆、渣少，较大的每个重35克左右。

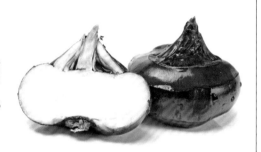

团风荸荠
　　球茎皮薄、呈棕红色、扁圆形，肉白、甜脆、少渣，脐部平且开裂少。

孝感荸荠
　　湖北省孝感市地方品种。球茎扁圆，皮薄，为亮红色，味甜，质细渣少，品质好。以鲜食为主。

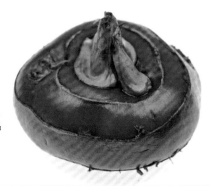

别名：腰菱、水栗、菱实、水菱、风菱、乌菱、菱实、灵果
科属：菱科，菱属

菱角

　　果实具有水平开展的 2 个肩角，无或有倒刺，先端向下弯曲，两角间距 7~8 厘米，弯牛角形，果高 2.5~3.6 厘米，果表幼皮紫红色，老熟时紫黑色，果喙不明显，果梗粗壮有关节，长 1.5~2.5 厘米；种子白色、元宝形、两角钝，白色粉质。

◎ 营养分析：幼嫩时可当水果生食，菱肉含有淀粉、蛋白质、葡萄糖、不饱和脂肪酸及多种维生素，食用价值很高。

◎ 习性：一般生长于温带气候的湿泥地中，气候不宜过冷。

◎ 分布：长江中上游以及陕西、安徽、江苏、湖北、湖南、江西、浙江、福建、广东、台湾等地。

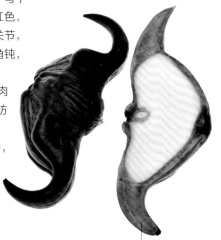

果实2个肩角水平
开展，无或有倒刺

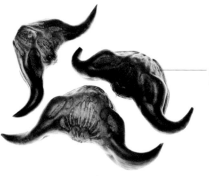

果表幼皮紫红色，
老熟时紫黑色

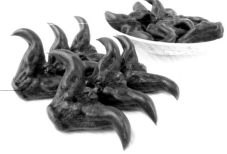

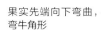

果实先端向下弯曲，
弯牛角形

果期：7~9 月　小贴士：菱秧洗净切碎剁成泥，辅以肉馅可制成包子。果实幼嫩时可生食

◎ 品种鉴别：

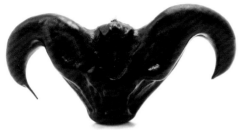

扒菱
　　晚熟品种，果形比较大。皮为暗绿色，两角粗长向下弯。品质较好，含淀粉多。成熟时果实不易脱落。

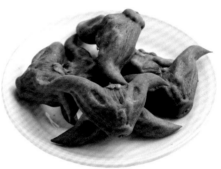

蝙蝠菱
　　为早熟品种，产于南京附近。果形中等，两角平伸，先端较钝。可生食作水果，煮熟作蔬菜。

五月菱
　　产于广州市郊，为早熟品种。两角平伸，尖端略弯，皮薄肉厚，含水多。宜生食。

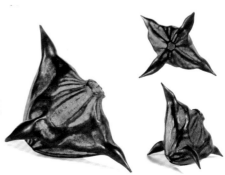

小白菱
　　中晚熟品种。果形较小，皮为绿白色。肩角略向上斜伸，腰角细长下弯，腹部稍隆起。肉质较硬，含淀粉多。宜熟食。

別名：通血图、木罕、曼姆、罗望子、酸豆、甜目坎
科属：豆科，酸豆属

酸角

　　树皮暗灰色，表面呈不规则的裂开；偶数羽状复叶，互生，叶柄短而粗壮，叶片长圆形，先端钝或微凹，基部近圆形，偏斜，两面无毛，全缘；花为腋生的总状花序或顶生的圆锥花序，花冠黄色有紫红色条纹；灰褐色果实肥厚肉质，圆筒形，直或微弯，果实熟时红棕色，果实长 3~6 厘米，直径约 1.5 厘米，果皮坚硬且厚；红褐色种子近长方形。

◎ 营养分析：富含 18 种氨基酸，维生素 B_1、维生素 B_2、维生素 C 和钙、磷、铁等矿物质，营养十分丰富。

◎ 习性：生长在温暖地带、降雨少、海拔不超过 1500 米的旱坡地。

◎ 分布：福建、广东、广西、四川等省区的南部及海南、台湾等地。

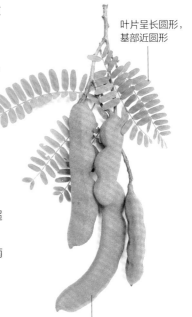

叶片呈长圆形，基部近圆形

果实圆筒形，直或微弯，灰褐色，成熟时红棕色

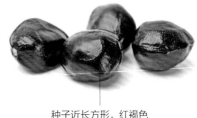

种子近长方形，红褐色

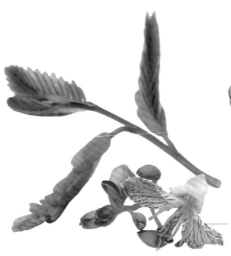

花冠黄色有紫红色条纹

果期：7~12 月 ｜ 小贴士：酸角的果肉可直接生食，也可加工成高级饮料和食品

别名：红龙果、龙珠果、青龙果、仙蜜果、玉龙果
科属：仙人掌科，三角柱属或蛇鞭柱属

火龙果

　　根茎粗壮，具 3 棱，棱扁，边缘呈波浪形，茎节处生长着攀缘的根，每段茎节的凹陷处都有小刺，茎呈深绿色，长可达 7 米；花是纯白色，花瓣宽阔，呈倒披针形，全缘；果实长圆形或卵圆形，果长 10~12 厘米，表皮红色，果皮厚，有蜡质，具卵状而顶端急尖的鳞片，果肉白色或红色，有近万粒具香味的芝麻状种子。

◯ 营养分析：含有丰富的维生素 C、铁、磷、镁、钾、胡萝卜素、果糖和葡萄糖等，是一种低能量、高纤维的水果，水溶性膳食纤维含量非常丰富。还含有特有的植物性蛋白和花青素，对人体非常有益。

◯ 习性：喜光耐阴，耐热耐旱，喜肥耐瘠，对光照要求较高，对土壤的适应性较强，以中性或微酸性为宜。

◯ 分布：海南、广西、广东和福建等地。

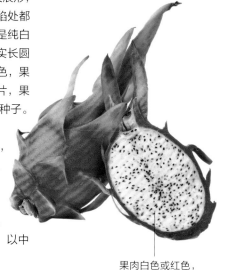

果肉白色或红色，
有芝麻状种子

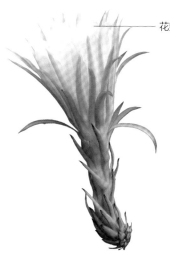

花瓣倒披针形，纯白色

果实长圆形或卵圆
形，表皮红色，果
皮厚，有蜡质，有
鳞片

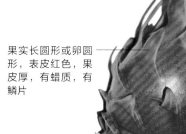

果期：5~11 月　小贴士：选购时，火龙果表面红色的地方越红越好，绿色的部分越绿越新鲜

○ 品种鉴别:

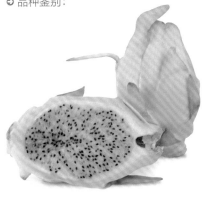

黄龙果

是火龙果品种中极为珍贵的品种，其果皮果肉色泽为黄皮白肉，未熟果为绿色，果皮上有长而尖的利刺，全熟后，细刺会脱落。果实糖分贮存充足，且果实长得慢，果肉细致无比，略带香味，为火龙果家族中之极品。

玉龙果

果实长圆形或卵圆形，表皮红色，果皮厚有蜡质。果肉白色，有很多具香味的芝麻状种子，故又称为芝麻果。

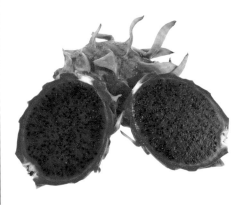

红龙果

果实圆球形或长圆球形，皮鲜红，有鳞片，紫红色。高温期成熟的果生长期短，开花后约 35 天成熟，单果重较小；下半年结的果生长期长，开花后 40~50 天成熟。单果较大，肉色呈紫红色，果香味浓重，软滑细腻多汁。

黑龙果

枝条刺少，生长快速，自花授粉，花和果实呈黑色状，成熟后转暗红，果皮薄、光滑，皮上鳞片少而短，耐装运。

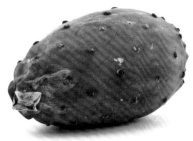

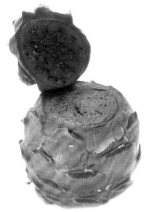

红水晶
　　红皮红肉型，果呈圆形，肉呈水晶红。

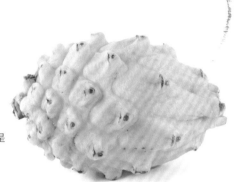

黄金麒麟
　　果皮金黄色，果型较小，是目前市场上少有的新品种。

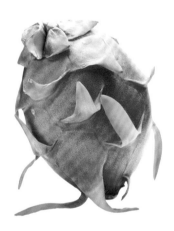

巨龙果
　　枝条粗大，表皮布满粉状物，生长快速，果实超大。

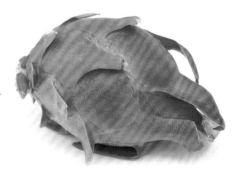

长龙果
　　果实长圆筒形，上有肉质叶状绿色鳞片，鳞片边缘紫红色。果肉细腻而多汁，果皮薄易剥离。

别名：沙叻
科属：棕榈科，蛇皮果属

蛇皮果

　　外壳坚硬但很薄，果肉非常美味，清甜爽口。水果中钾含量最高，有"记忆之果"的美誉。植株相对较小，有刺，丛生；叶片羽状全裂，长 3~7 厘米，叶鞘、叶柄和小叶有长、薄的灰黑色的刺。

◉ 营养分析：是水果中钾含量最高的品种之一。果胶含量也很丰富，对人脑十分有益。对长时间用脑人群特别适合，有美容益肤功效。

◉ 习性：喜热带湿润气候，耐高温高湿。

◉ 分布：华南地区、川渝部分地区。

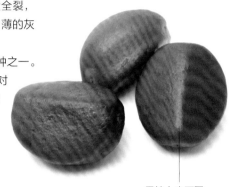

果核上尖下圆，呈瓣状

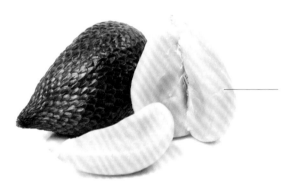

果肉白色，有时略带黄色，肉质板实，气味微带酸臭，入口以甜味为主

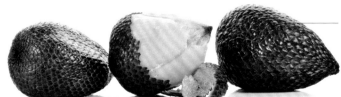

果表皮红褐色，很薄、硬

果期：全年	小贴士：种子不可食

索引

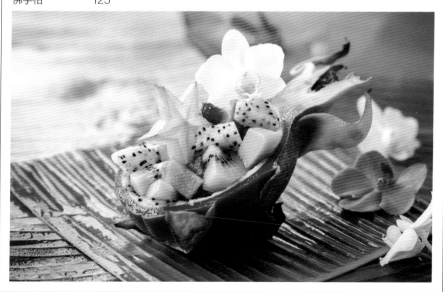

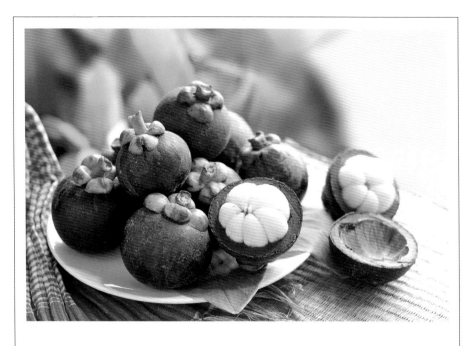